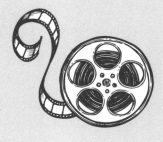

영화관에 간 약사

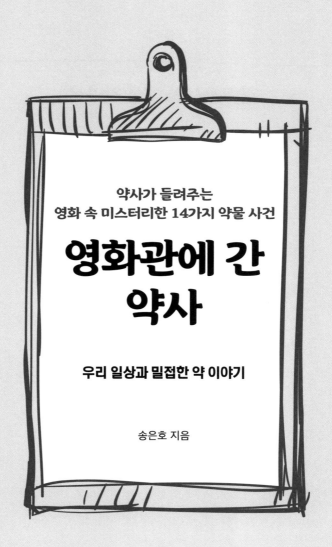

약사가 들려주는
영화 속 미스터리한 14가지 약물 사건

영화관에 간 약사

우리 일상과 밀접한 약 이야기

송은호 지음

프롤로그

'불로불사의 약'을 찾아서

"현자의 돌은 간절히 원하지만 그것을 사용하려 하지 않는 사람만이 찾을 수 있단다. 그렇지 않으면 그들은 단지 금을 만들거나 불로불사의 약으로 사용하겠지."

－『해리포터와 마법사의 돌』

영국의 작가 J.K. 롤링이 집필한 판타지 소설 〈해리포터〉 시리즈는 지금까지도 식을 줄 모르는 인기와 명성으로 전 세계적으로 많이 판매된 책 중 하나다. 1997년에 출간된 『해리포터와 마법사의 돌』을 시작으로 엄청난 인기를 끌었던 책은 이후 영화와 연극으로도 제작되며 많은 사랑을 받았다.

우리는 첫 번째 책의 제목을 『해리포터와 마법사의 돌』로 알고 있지만, 영국에서 발간되었을 당시의 제목은 『해리포터와 현자의 돌』

이었다. '현자의 돌'은 실제로 중세 연금술에서 오랫동안 전해져 내려오는 전설적인 약이다.

현자의 돌은 어떤 물질이든 금으로 바꿀 수 있고, 사람이 마시면 불로불사의 삶을 누릴 수 있다. 그야말로 모든 연금술사가 갖길 바라는 대상이자 연금술로 이뤄내고자 하는 궁극적인 목표였다.

기록에 따르면 15세기 프랑스의 필경사이자 필사본 판매원이었던 니콜라스 플라멜이라는 자는 '현자의 돌'을 발견해서 불로불사의 삶을 살았다고 한다.

롤링은 이 이야기를 알고 있는 것이 분명하다. 왜냐하면 작품 속에 현자의 돌을 만든 연금술사의 이름이 니콜라스 플라멜이기 때문이다. 그는 현자의 돌 덕분에 600살 넘게 장수한 존재다.

> "모든 것은 독이며, 독이 없는 것은 존재하지 않는다."
>
> – 파라켈수스

16세기의 연금술사였던 파라켈수스 역시 현자의 돌을 만드는 것을 업으로 삼은 실존 인물 중 한 명이다. 그는 현자의 돌이 소유자에게 영원한 젊음과 생명을 부여한다고 생각했다.

어떤 질병이든 치료하고, 궁극적으로 죽음을 극복하는 것이 목표였던 파라켈수스는 연금술을 통해 만들어낸 새로운 화학 물질을 인체에 실험했다.

그는 자신이 만든 화학 물질을 아픈 환자들에게 먹이거나 자기 자신이 직접 먹어보면서 특정 화학 물질이 병을 낫게 하는 약이 되거나, 독이 될 수 있음을 발견한다. 오늘날 그가 현대 약학의 아버지라 불리는 이유다.

오늘날 약학의 발전이 불로불사의 약이라는 전설에서부터 이어져 왔다는 사실이 놀랍지 않은가? 오랫동안 사람들의 전설과 신화에서 '약'이라는 존재는 흥미로운 주제로 등장했다.

사람들의 입을 타고 전해지던 구전 설화에서 시작해서 현대의 영화와 드라마까지. 약에 관련된 재미있는 이야기는 여전히 명맥을 이어가고 있다.

필자는 영화를 좋아한다. 매력적인 등장인물, 장대한 세계관, 인물 간의 갈등, 기승전결로 정리되는 2시간 분량의 서사는 지루한 일상을 벗어나 재미와 카타르시스를 느끼게 해준다.

직업병 때문인지 '약'이 등장하는 영화는 웬만해서는 꼭 챙겨본다. 약이 어떤 역할을 하는지, 실제로 저런 약이 존재할 수 있는지, 약이 어떻게 저런 변화를 불러오는지 생각하는 것은 약사라는 직업을 가진 필자만이 할 수 있는 조금 특별한 영화 감상법이다.

영화 속에 등장하는 약들은 극을 전개하는 데 필요한 일종의 장치일 뿐이다. 관객들은 '약'을 둘러싼 상황 속에서 인물들이 어떤 감정을 느끼고, 어떤 변화와 갈등을 일으키는지 보며 감동과 재미를 느낀다.

흥미로운 사실은 약을 주제로 한 영화의 절반 정도는 가상의 약이 아니라 실제로 존재했던 약물과 실화를 바탕으로 제작되었다는 점이다. 우리가 쉽게 접할 수 있는 약이라는 사실만으로 이 책은 영화와 함께 약에 대한 지식도 얻어갈 수 있는 '일석이조'의 책이 될 것이다.

　약국에서 보내는 하루는 여러분들의 생각보다 고되다. 지친 몸을 이끌고 저녁 늦게 맥주 한 잔을 마시면서 보는 영화 한 편은 필자의 소중한 취미 생활이었다. 이렇게 영화와 함께 했던 시간들이 책으로 나왔으니 그저 감사할 뿐이다.

　혹시라도 약에 대해 문외한인 독자나 약사가 되기를 희망하는 학생들에게 『영화관에 간 약사』가 약과 약학에 대한 흥미를 불러일으킨다면 작가로서 더할 나위 없는 기쁨일 것이다.

송은호

차례

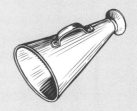

2부
인생을 파멸로 몰아가는 마약

5부
각종 사회 문제와 얽힌 약 이야기

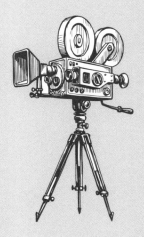

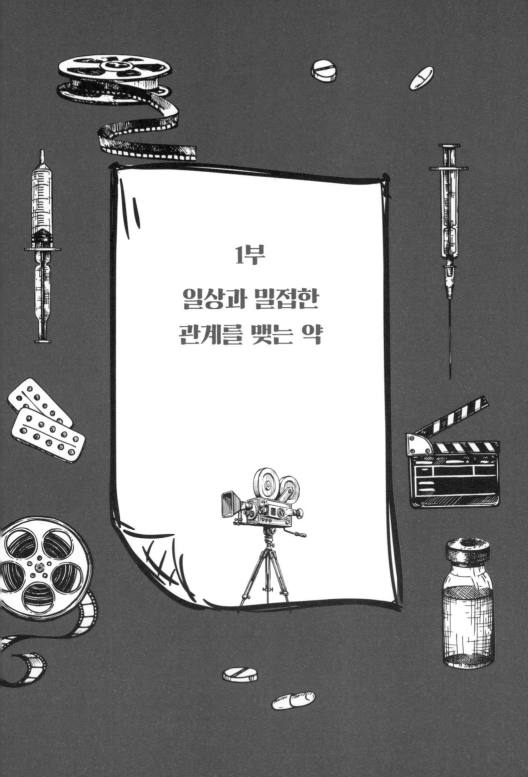

1부

일상과 밀접한
관계를 맺는 약

갑자기 숨을 틀어막는 불청객

<말할 수 없는 비밀> <유전>

#S1.

이제 막 예술학교에 새로 전학을 온 주인공 샹륜, 학교를 둘러보다가 피아노 소리에 이끌린다. 낡은 건물 안에 있는 피아노실의 문을 연 순간 우연히 샤오위와 만난다.

알 수 없는 신비한 느낌에 샹륜은 처음 본 그녀에게 마음을 뺏긴다. 그러나 샤오위는 학교에서 잘 보이지 않는다. 수업도 자주 빠지는 것 같고, 한두 마디 주고 받다가 갑자기 사라지기 일쑤다. 그녀는 또다시 샹륜 앞에 홀연히 나타나 그를 놀린다.

"이름이 뭐야?"
"좋아하는 음악가는?"

샹륜은 여러 질문을 던지지만 그녀는 미묘한 미소만 지으며
비밀이라는 대답만 한다.

"비밀이야."

영화 〈말할 수 없는 비밀〉은 대만의 감독 겸 싱어송라이터인 주걸
륜의 작품이다. 주걸륜 본인이 감독과 각본, 주연을 모두 맡았다. 우
리나라에서 개봉했던 당시에도 15만의 관객을 동원하며 국내에서
개봉한 대만 영화 중 가장 흥행했다.

영화는 젊은 남녀 간의 애틋한 사랑을 다룬 판타지 로맨스물이다.
주인공 샹륜은 예술고등학교에서 피아노를 전공하는 학생이다. 극
중에서 '피아노 연주'는 시간여행을 할 수 있는 수단이자 주인공의
정체성을 나타내는 도구다.

샹륜과 학교 선배인 위하오의 피아노 대결 장면은 영화를 보지 않
은 사람도 알고 있을 만큼 유명하다. 필자 역시 영화관에서 〈말할 수
없는 비밀〉을 봤는데, 함께 봤던 친구들 사이에서 한동안 피아노에
관한 관심이 뜨거웠던 기억이 난다.

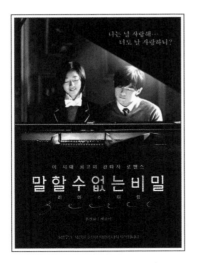

말할 수 없는 비밀(Secret)
2008

감독 : 주걸륜
출연 : 주걸륜, 계륜미, 황추생, 증개현 외

#S2.

데이트를 즐기던 샤오위와 샹륜은 건물 옥상으로 올라간다.
그들 앞에는 드넓은 바다가 펼쳐져 있다.
그런데 샤오위의 표정이 좋지 않다. 왠지 숨을 쉬기 힘들어 보
인다. 그녀는 주머니에서 스프레이를 꺼내 입에 문다. 놀란 얼
굴의 샹륜에게 그녀가 말한다.

"천식이야, 좀 쉬면 돼."
"놀랐잖아."
"몸이 이래서 남자랑 뽀뽀도 못 해, 손도 못 잡고, 자극받으면
안 되거든."

"진짜야?"

샹륜의 표정에는 실망한 기색이 역력하다. 그가 샤오위를 쳐다보자 그녀가 장난스러운 표정을 짓고 있다. 이런, 속았다.

"장난이야."

샹륜이 처음 샤오위를 본 순간 두 사람은 서로에게 끌린다는 사실을 깨달았다. 하지만 둘의 사랑은 이상하리만치 엇나간다. 수업 중 샹륜이 연습실에서 만나자고 쪽지를 건네지만, 정작 샤오위가 아닌 그를 짝사랑하는 칭이가 온다.
샹륜과 칭이는 실수로 키스하고, 하필 그 모습을 본 샤오위는 눈물을 흘리며 한동안 샹륜의 앞에 나타나지 않는다.
그러다 졸업식 날 연주를 하던 샹륜의 앞에 샤오위가 나타나자, 그는 연주를 멈추고 강당을 뛰어나가 그녀를 끌어안는다. 하지만 칭이가 샹륜에게 선물로 준 팔찌를 본 샤오위는 절망에 빠진다.
샹륜은 다시 자취를 감춘 샤오위를 찾다가 같은 반 친구들에게 그녀에 관해 묻지만 친구들의 대답이 이상하다.

"학교 축제 때 나랑 같이 춤춘 애 있잖아?"

"춤? 그때 너 혼자 췄잖아."

친구들은 샤오위를 모르는 눈치다. 그제야 샹륜은 샤오위가 '말할 수 없는 비밀'을 가지고 있었음을 깨닫는다. 그리고 샤오위의 어머니를 통해서 그녀가 20년 전 과거의 인물이라는 사실을 듣는다.

#S3. ||||||||||||||||||||||||||||||||||||||||||||||||||||||||||||||||||||||||||||||||||||||||||||||||||||

눈물을 흘리며 과거로 돌아온 샤오위. 그녀는 우연히 발견한 악보를 연주해 미래로 가서 샹륜을 만났지만, 그와의 사랑을 이룰 수 없다고 생각해 절망한다.

슬픔이 너무 격해진 탓일까? 점점 숨이 가빠온다. 천식약은? 아차! 약을 깜박했다. 하지만 그녀에게는 더 이상 삶을 이어갈 이유가 없다. 그녀는 마지막 남은 힘을 모아 책상 위에 샹륜에게 보내는 편지를 남긴다.

'나야, 샤오위. 난 널 사랑해. 너도 나를 사랑하니?'

영화 속에서 등장인물들의 감정선과 스토리를 극대화하기 위해 반드시 넣어야 하는 요소는 바로 성장을 가로막는 장애물이다. 가난한 가정 환경, 어린 시절의 상처, 오랫동안 앓아온 지병 등은 작중 긴장감과 갈등을 유발하는 장치 중 하나다.

특히 지병이라는 요소는 등장인물의 활동을 제약하거나 역경을 가져오고 목숨을 위협하는 장애물로 등장한다. 그중에서도 자주 등장하는 질병이 바로 '천식'이다.

천식 환자는 숨이 차는 운동을 하거나 달리기를 할 수 없다. 그래서 등장인물의 병약했던 어린 시절이나 건강상의 한계를 나타내고자 할 때 자주 쓰인다. 심지어 천식은 분노나 웃음 같은 격한 감정에도 증상이 나타난다.

그래서 천식 환자는 비상 상황을 대비해 항상 천식 스프레이를 가지고 다닌다. 작품에서 등장인물이 천식 스프레이를 흡입하는 모습을 보여준다면 십중팔구 천식 때문에 훗날 큰 위기에 봉착할 것을 예상할 수 있다.

예를 들어서 천식 증상이 나타나는 순간에 약이나 스프레이를 떨어뜨리거나 분실하는 장면을 넣는 식이다. 숨은 점점 가빠오고, 목은 누군가 조르는 듯 답답해지기 시작한다.

천식은 왜 생기는 걸까?

필자는 약국에서 근무하기 때문에 이비인후과 환자를 많이 만난다. 특히 '비염'과 '천식' 환자들이 많다. 비염과 천식은 연관성이 높다. 비염이 있으면 천식이 잘 생기고, 천식이 있는 환자가 비염에 걸리기도 한다.

하지만 '재채기를 하며 시도 때도 없이 코를 푸는' 비염 환자보다는 '쌕쌕거리는 숨을 쉬면서 힘들어하는' 천식 환자의 증상이 훨씬 중해 보인다.

천식 환자를 한 마디로 표현하자면 '아슬아슬하다'는 말이 딱 어울린다. 비염으로 코가 막히거나 콧물이 나면 코를 풀거나 입으로 숨을 쉬면 되지만, 천식으로 숨이 막혔을 때 약이 없으면 방법이 없다.

당연하게도 인간은 산소 없이 살아갈 수 없다. 우리가 호흡하면 산소는 코를 지나 기관지라는 터널을 통과해 폐로 간다. 폐에 도착한 산소가 혈액을 타고 우리 몸 곳곳에 산소를 전달함으로써 생명을 유지할 수 있다.

천식은 산소를 운반하는 기관지라는 터널에 생기는 '만성 기도 염증 질환'이다. 기관지에 염증이 생겨서 부어오르면 끈적끈적한 점액이 쉴 새 없이 분비된다.

결과적으로 산소가 지나가야 하는 통로가 좁아진다. 그래서 천식 증상이 나타나면 기침이 멈추지 않고, 숨을 쉴 때마다 쌕쌕 소리가 나며 호흡이 힘들어진다.

천식의 원인은 특정하기 어려울 만큼 다양하다. 크게 유전적인 영향과 환경적인 영향 두 가지로 나눌 수 있다.

통계에 따르면 부모 모두 천식을 앓고 있으면 자녀에게도 천식이 있을 확률이 70%, 부모 중 한 명이 앓고 있으면 40%, 양쪽 모두 천식이 없다면 3% 미만이다.

환경적 요인으로 천식이 생기기도 하는데 주로 집먼지, 흡연, 음식, 또는 바이러스 감염이 원인이다. 우리가 주변에서 접하는 천식 대부분은 '알레르기 항원으로 인한 천식'이다.

어릴 때부터 알레르기 체질을 가졌거나, 면역 체계가 불균형해서 특정 항원에 대한 면역 반응이 과도하게 나타날 때 걸리기 쉽다.

면역 반응을 일으키는 물질은 개인마다 다르지만, 특히 알레르기 반응을 잘 일으키는 항원으로는 '꽃가루', '송진 가루', '먼지', '갑각류' 등이 있다.

천식은 면역력이 약한 어린아이 때부터 두각을 드러낸다. 보통 4~5세 소아기 무렵에 증상이 많이 나타나 병원을 찾는다. 병원에서 사용하는 약들은 일련의 염증 반응과 기관지 수축 증상을 완화한다.

하지만 근본적인 면역 불균형을 해결해주지는 않기 때문에 한번 약을 먹기 시작하면 꾸준히 사용해야 한다. 어렸을 때부터 천식약을 복용하던 환자가 어른이 되어서도 천식약을 가지고 다니는 것은 다반사다.

#S4. ▪▪▪

애니는 파티에 놀러가는 아들 피터에게 딸 찰리를 함께 데려가라고 한다. 피터는 어린 동생을 데려가는 게 탐탁지 않았지

영화관에 간 약사

만, 차를 가져간다는 조건으로 찰리를 데려간다.

친구들과 대마를 피우려는 그는 귀찮은 찰리를 떼어놓기 위해 고민한다. 순간 파티장에서 나눠주는 초콜릿 케이크가 눈에 들어온다.

"봐, 초콜릿 케이크야. 가서 달라고 하면 줄 거야."

피터는 초콜릿 케이크를 먹으라며 찰리를 보낸 뒤 위층에서 친구들과 함께 대마를 피운다. 혼자 케이크를 먹던 찰리는 뭔가 이상한 기분을 느낀다.

가슴에 손을 얹자 숨이 제대로 쉬어지지 않는 걸 깨닫는다. 찰리는 싱크대로 가서 연신 물을 마시지만 답답한 느낌은 점점 심해진다. 결국 찰리는 다급하게 피터를 찾는다.

"피터, 숨쉬기가 힘들어. 목이 붓는 거 같아."

그제야 피터는 찰리가 먹은 초콜릿 케이크에 땅콩이 들어갔다는 사실을 알아챈다. 땅콩 같은 견과류는 알레르기를 일으키는 주요 원인 중 하나다. 피터는 찰리를 병원으로 데려가기 위해 그녀를 안고 밖으로 나간다.

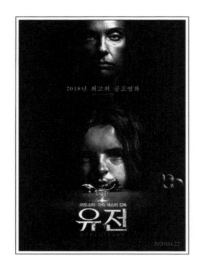

유전(Hereditary)
2018

감독 : 아리 애스터
**출연 : 토니 콜렛, 밀리 샤피로, 가브리엘
번, 알렉스 울프 외**

"조금만 참아, 찰리."

점점 숨쉬기 힘들어진 찰리는 컥컥대며 차 안에서 발을 동동
구르기 시작한다. 시뻘건 얼굴은 조금씩 새파랗게 질린다.

헉헉대며 고통스러워하는 찰리의 소리가 커질수록 운전대를
잡은 피터의 마음도 점점 조급해지기 시작한다. 피터는 자동
차 엑셀을 더 세게 밟는다.

그 순간 길 한가운데 나타난 검은 물체. 깜짝 놀란 피터가 브
레이크를 밟자 차는 굉음을 내며 한 바퀴 회전한 후에 멈춘다.
숨을 돌린 피터는 불안감에 휩싸인다. 뒷자리에서 찰리의 기
침 소리가 더이상 들리지 않기 때문이다.

언제, 어디서, 어떻게 터질지 모르는 천식

2018년에 개봉한 아리 애스터 감독의 공포영화 〈유전〉에 나오는 알레르기 항원으로 인한 천식 사례다.

사실 모든 천식이 목숨을 위협할 만큼 심각한 것은 아니다. 답답함이나 기침, 가래 등 가벼운 증상으로 끝나기도 한다. 그러나 증상이 심해질 경우 사망에 이를 수 있기에 주의해야 한다.

〈유전〉에서 찰리가 겪은 것처럼 심각한 증상이 갑작스럽게 나타나는 것을 '천식 발작'이라고 한다. 천식 환자의 41%는 1년 동안 한 번 이상의 천식 발작을 경험한다.

환자들은 대개 본인이 어떤 상황이나 항원에 천식 발작을 일으키는지 숙지하고 평생을 조심하며 살아간다. 그래서 천식 발작은 환자들이 전혀 예상치 못했던 상황에서 발생한다. 먹던 음식 안에 알레르기를 일으키는 물질이 포함된 경우가 가장 많다.

필자가 아는 천식 환자는 '버섯 알레르기'를 가지고 있다. 친구들과 피자를 먹을 때, 직원이 실수로 피자 속의 버섯을 빼지 않아서 알레르기 반응을 일으켰다고 한다.

다행스럽게도 버섯의 양이 많지 않아서 큰 문제는 없었지만, 천식 발작으로까지 이어졌다면 큰일 났을 것이다.

현재 전 세계 인구 중 약 3억 명이 천식을 앓고 있으며, 매년 25만 명이 천식으로 사망한다는 통계가 있다. 영화 속에서 천식 발작이 자주 등장하는 이유는 크게 두 가지다.

먼저 천식은 언제 어떻게 나타날지 모른다. 영화 〈말할 수 없는 비밀〉처럼 극심한 슬픔이나 두려움 같은 감정적 반응으로도 나타날 수 있고, 〈유전〉처럼 음식에 들어간 작은 땅콩 부스러기 때문에 생길 수도 있다. 한순간의 방심으로 목숨을 잃을 수 있다니, 무섭지 않은가?

또 다른 이유는 천식 증상을 일으키는 환자의 모습에 있다. 천식은 호흡이라는 인간의 가장 기본적인 활동에 제약을 건다. 주변인들은 멀쩡히 숨을 쉬고 있지만 혼자 물속에 있는 것처럼 숨이 막혀 괴로워하는 등장인물의 모습은 보는 관객마저 긴장과 공포감을 느끼게 만든다.

천식 환자들이 꼭 소지하는 것

천식 환자들이 항상 들고 다니는 스프레이가 있다. 숨이 차기 시작할 때 꺼내서 입에 물면 가루가 입안으로 분사되고 증상이 빠르게 호전된다. 천식이 심한 사람들에게는 생명줄인 셈이다.

독자들은 아마 천식을 앓는 친구가 사용할 때, 또는 드라마와 영화 같은 미디어에서 이 기구를 본 적이 있을 것이다.

'ㄱ'자로 생긴 플라스틱 기구 안에는 작은 부탄가스 모양의 캔이

영화관에 간 약사

들어있다. 기구의 입구를 입에 물고 캔 윗부분을 누르면 스프레이를 쓸 때처럼 약물이 분사된다.

먹는 약이나 주사 대신 스프레이 약물을 쓰는 이유는 분사된 약물이 기관지에 직접적으로 작용하기 때문이다. 그 덕분에 다른 방식의 치료제에 비해 증상이 빠르게 호전된다.

천식 치료 약물은 크게 두 가지로 나뉜다. '증상 조절제'와 '증상 완화제'다. 천식 증상이 심하면 두 가지 약을 함께 처방받는다.

증상 조절제는 흡입용 스테로이드를 사용한다. 스테로이드는 염증 완화에 사용하는 주요 약물로서 기관지 염증을 줄이기 위해 꾸준히 사용하는 것이 특징이다.

최근에는 스테로이드와 함께 'LABA'라는 성분이 복합제로 구성된 제품을 사용한다. 총처럼 한 번 사용할 양을 장전하고 흡입하는 방식이라 사용법이 은근히 까다롭다. 그래서 처음 사용하는 환자들에게는 자세한 설명이 필요하다.

증상 완화제는 좁아진 기관지를 확장하는 역할을 한다. 성분은 흔히 베타 억제제라고 부르는데, 우리가 영화 속에서 보는 흡입기 성분은 대부분 베타 억제제라고 볼 수 있다.

왜냐하면 베타 억제제는 흡입형 스테로이드와 달리 분사하면 증상 완화 효과가 빠르게 나타나서 갑작스러운 천식 발작에 유용하기 때문이다.

이비인후과 환자가 많이 오는 약국에서 일하다 보면 나이가 어린 천식 환자들도 많이 만난다. 어린아이들은 성인과 다르게 아직 기관지가 완전히 발달하지 않아서 천식으로 인한 위험에 쉽게 노출된다. 때문에 부모들은 언제 천식 발작이 나타날까 노심초사한다.

나이가 어린 환자의 경우, 천식 치료를 위해 '네뷸라이저'라는 다소 생소한 기구를 사용하기도 한다. 네뷸라이저는 가습기가 물을 연기로 만드는 것처럼 액체로 된 약물을 연기로 만들어준다. 연기를 마시면 약물이 기관지에 직접적으로 작용하는 원리다.

우리는 한 생명이 살아간다는 말을 할 때 흔히 '숨을 쉰다'는 표현을 쓴다. 지금 한번 숨을 한번 크게 들이키며 호흡이라는 행위에 집중해보자.

인간은 이 한 번의 호흡으로 500ml의 공기를 들이마쉬고 내쉰다. 이는 하루에 14,000L의 공기가 우리 몸에 들어갔다 나온다.

평소에는 인지조차 할 수 없으며, 언뜻 하찮아 보이는 이 간단한 생리 작용이 사실은 인간의 생명을 유지하고 있다니. 새삼스레 맑은 공기를 마음껏 마실 수 있는 건강한 몸에 감사함을 느낀다.

돌연 눈앞에 다가온 에이즈

<달라스 바이어스 클럽>

#S1. ⎯⎯⎯⎯⎯⎯⎯⎯⎯⎯⎯⎯⎯⎯⎯⎯⎯⎯⎯⎯⎯⎯⎯⎯

론 우드루프는 낯선 방에 누워있는 자신을 발견한다. 얇은 환자복은 그가 있는 곳이 병원임을 알려준다. 곧이어 의사가 차트를 들고 그에게 다가간다. 무슨 말을 하려는지 의사는 뜸을 들인다.

"우드루프 씨, 음……. 환자분의 검사 결과에 미심쩍은 부분이 있어서 추가 검사를 했어요."
"혈액 검사요."

옆에서 의사인지, 간호사인지 모를 여성이 한 마디 거든다.

"왜요? 난 약 안 해요."

론은 무언가 찔리는 게 있는 듯 묻지도 않은 마약 이야기를 반사적으로 꺼낸다. 하지만 의사가 꺼내는 얘기는 마약보다 더 무섭고 절망적인 내용이었다.

"HIV에 양성반응을 보였어요. 에이즈의 원인이 되는 바이러스죠."

뭐라고? 론은 농담이 심하다는 듯 헛웃음을 지으며 되묻는다.

"무슨 헛소리입니까? 제가 록 허드슨 같은 호모 자식이 걸린 병에요?"
"혹시 동성과 관계를 가진 적이 있습니까?"
"나보고 호모냐고요? 젠장! 장난해요? 내가 어딜 봐서 호모요! 난 로데오 경기에도 나간다고."
"조금만 진정하세요."
"한 번만 더 호모 같은 소리 지껄여봐!"

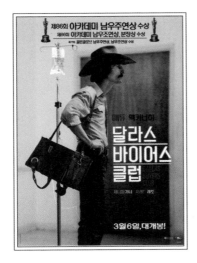

달라스 바이어스 클럽
(Dallas Buyers Club)
2013

감독 : 장 마크 발레
출연 : 매튜 맥커너히, 제니퍼 가너, 자레드 레토 외

론은 이 상황을 받아들일 수 없다. 급하게 짐을 챙겨 방을 나가려는 그에게 의사가 말한다.

"우드루프 씨, 갑작스러운 상황에 많이 놀라셨겠죠. 하지만 상황을 받아들이고 마음의 준비를 하세요. 현재 상태를 봐서는…… 30일 정도 남은 거 같습니다."
"30일 좋아하네, 30일 이내에 나를 죽일 건 아무 것도 없어!"

해외에서 밀수한 에이즈 치료제를 판매하는 '달라스 바이어스 클럽'의 운영자이자 호모 포비아인 주인공 론은 에이즈 환자들을 만나서 그들을 돕고, 또 도움을 받으면서 조금씩 변한다.

영화는 에이즈 환자를 향한 편견 가득한 인식과 차별이 만연한 1980년대 미국의 시대상과 소외된 환자들의 고통, 새로운 치료제를 찾기 위해 고군분투하는 주인공, 그리고 사회 문제를 보여준다.

상업 영화 제작에 편중된 할리우드에서 에이즈를 다룬 것은 이례적이었고, 이는 할리우드 입장에서도 크나큰 모험이었다.

그러나 '에이즈라는 죽음을 눈앞에 둔 인물의 내적 갈등과 사회 문제'라는 의미 있는 메시지와 배우들의 뛰어난 연기로 대중과 평단 모두에게서 큰 호평을 받았다.

〈링컨 차를 타는 변호사〉로 유명한 매튜 맥커너히는 막장 인생을 살던 주인공 론 우드루프를, 〈미스터 노바디〉의 주연이었던 자레드 레토는 론과 동업하는 여장남자 레이언을 연기했다.

그들이 풀어내는 두 시간 분량의 이야기는 감동적이면서 '삶에서 정말로 중요한 것이 무엇인지', '한 사람이 사회를 어떻게 바꿀 수 있는지'에 대한 답을 보여주는 필자의 인생 영화 중 하나다.

죽음을 수용하는 5단계

1980년대에 에이즈 판정은 사형 선고와 같았다. 치료제가 없었기 때문에 환자들은 죽을 날만을 기다릴 수밖에 없었다.

스위스 출생의 정신과 의사 엘리자베스 퀴블러 로스는 죽음을 앞둔 환자들에게 위로와 안식을 주는 '호스피스 운동'을 전 세계적으로 이끈 인물이다. 그녀가 가장 가까이 했던 이들이 바로 에이즈 환자였다.

엘리자베스는 에이즈 진단을 받은 환자가 죽음을 받아들이는 과정을 지켜보며 그 유명한 '죽음의 5단계' 이론을 만들었다. 환자는 눈앞에 닥친 죽음을 어떻게 받아들이는가? 부정-분노-타협-우울-수용을 거치는 모습은 〈달라스 바이어스 클럽〉에도 잘 나타난다.

론은 자신이 에이즈일 리 없다며 강하게 '부정'한다. 심지어 의사를 향해 돌팔이라는 폭언도 서슴지 않는다. 이어서 왜 하필 다른 사람도 아니고 자신이 에이즈에 걸렸냐며 주변에 '분노'를 표출한다.

그러면서 '타협'하고 작은 희망이나마 얻기 위해 에이즈 치료법을을 찾아 헤매다가 때마침 'AZT'라는 새로운 약물이 에이즈 치료제로 실험 중이라는 사실을 알게 된다.

실제 에이즈가 미국 사회에 드러나기 시작한 것은 1981년 봄이었다. 뉴욕의 젊은 동성애자들 사이에서 악성 종양이 발생하는 사례가 보고되었기 때문이다.

아무도 그 이유를 알지 못했지만, 대부분의 환자가 동성애자였기 때문에 사람들은 이 병을 '게이병' 또는 '게이암'이라고 불렀다.

병에 걸린 이들은 서서히 쇠약해졌고, 가벼운 질병에도 목숨을 잃었다. 그러다가 2년 후인 1983년에 병의 원인이 밝혀졌다. 원인은 바로 사람면역결핍바이러스(HIV, Human Immunodeficiency Virus)였다.

허물어지는 면역 체계

인간은 일상생활 속에서 외부의 수많은 바이러스와 세균에 노출된다. 우리의 손과 스마트폰만 해도 수만 마리의 세균이 있고, 우리가 들이마시는 공기에도 수천 마리의 바이러스가 있다. 그런데 쉽게 병에 걸리지 않는 이유는 무엇일까?

바로 세균과 바이러스에 대항하는 '면역 세포'의 존재 덕분이다. 사람의 신체를 적들이 둘러싸고 있는 도시라고 한다면, 면역 세포는 내 몸을 지키는 성벽이라고 할 수 있다.

하지만 HIV 바이러스에 감염되면 면역을 담당하는 T세포의 수가 현저히 감소한다. 신체가 점차 성벽 없는 도시로 변해 위험에 노출되는 것이다. 그렇게 성벽이 허물어지면 외부의 적들은 손쉽게 우리 몸에 침입한다.

그래서 에이즈 환자는 세균에 의한 감염증, 공기 중 떠다니는 곰팡이균에 의한 감염증처럼 건강한 사람은 잘 걸리지 않거나 쉽게 치료할 수 있는 병으로도 사망한다.

처음에는 에이즈의 감염 경로가 동성 간의 성관계인 줄 알았다. 그러나 연구 결과에 따르면 이성 간의 성관계로도 전파되며, 주사바늘로도 전파된다. 하지만 이미 미국 사회 전반에 에이즈에 대한 편견이 고착화된 지 오래였다.

에이즈는 동성애자에 대한 혐오와 편견을 상징하는 병이 되었다.

영화관에 간 약사

사람들은 에이즈 환자들을 '더러운 동성애자'로 불렀으며, 그들과 접촉하는 것에 혐오감을 표출했다.

〈달라스 바이어스 클럽〉의 론 역시 그런 인물이다. 그는 전기공으로 일했고, 술과 마약, 이성과의 성관계를 좋아하며 로데오 경기에도 나가는 등 마초적이고 거친 삶을 살았다.

하지만 한 여성과의 성관계로 에이즈에 걸리자 그의 삶은 한순간에 뒤바뀐다. 동료들은 론을 더러운 눈빛으로 쳐다보며 따돌린다. '자기' '달링'이라 부르며 조롱하고 비웃기까지 한다.

론은 한순간에 나락으로 떨어진 인생에 대해 분노하지만 이대로 쓰러질 인물이 아니었다. 그는 도서관에서 에이즈에 관한 서적과 논문을 뒤지며 최근에 실험 중인 신약에 대해 알아낸다.

#S2. ⫶⫶⫶

닥터 이브 삭스의 사무실로 론이 찾아온다.

"여기는 무슨 일이죠?"
"AZT 좀 얻을 수 있어요?"

이브가 놀라서 어떻게 AZT를 아느냐는 눈빛으로 쳐다보자 그가 말을 잇는다.

"에보렉스에서 시험용 약이 나왔다던데, 내가 좀 살게요."

"절차가 있어요. 1년간 위약 대조 실험에 참가해야 하는데, 무엇이 진짜 약인지 의사도 몰라요."

"뭐요? 죽어가는 사람한테 가짜 약을 준다고요?"

"약효를 시험하려면 그 방법뿐이에요."

"한 달을 살지, 일주일을 살지 몰라요."

"이해는 하지만 약효가 입증된 후에야 처방할 수 있어요."

"죽을 병 걸린 사람한테 느긋하게도 말하네요. 그럼 구할 수 있나요? 독일에서 나온 덱스트란 황산, 프랑스에서 나온 DDC는 HIV로부터 세포를 보호한대요. 어떻게 구합니까?"

"그 약들은 FDA 허가를 못 받았어요."

"FDA는 꺼지라 해요. 환자가 필요로 한다고요. 약 타려면 고소라도 해야 합니까?"

론이 간절히 구하던 AZT는 어떤 약일까? AZT는 'Azidothymidine'이란 약물로, 에이즈 바이러스의 증식을 억제한다. 나중에 미국 식품의약국(FDA, Food and Drug Administration)에 의해 최초로 승인을 받는 에이즈 치료제가 된다.

에이즈 바이러스는 RNA라는 유전 물질과 단백질 껍질로 구성되었다. 이 RNA가 숙주로 삼은 세포 안에서 수없이 복제되는 과정에서 인체는 서서히 파괴된다.

AZT는 쉽게 말해 바이러스가 복제하는 데 필요한 재료와 유사한 구조를 가지고 있다. 바이러스를 키우고 먹여 살릴 빵을 만드는데 밀가루 대신 시멘트를 붓는 셈이다.

겉으로는 빵처럼 보이지만 먹을 수 없다. 어떠한가? 듣기만 해도 획기적이고 세상을 구원할 치료제로 느껴질 것이다.

신약이 통과해야만 하는 실험

모든 신약이 거쳐야 하는 마지막 관문이 있다. 바로 임상 실험이다. 작중에서 론이 소식을 들었을 때, AZT는 임상 실험 단계에 있었다. 임상 실험은 '이중 맹검' 실험을 통해 효과를 증명한다.

환자들에게 진짜 약과 가짜 약을 투여해서 진짜 약과 가짜 약을 받은 환자들의 차이를 보고 실제로 약효가 있는지 판단한다. 약을 투여하는 의사들도 어떤 약이 진짜인지 알 수 없기 때문에 효과를 철저히 객관적으로 판단할 수 있다.

론은 어떻게 환자에게 가짜 약을 줄 수 있냐고 항변하지만 약효를 판단하려면 이중 맹검 실험이 최선의 방법이다. 하지만 1분 1초가 아까운 불치병 환자들은 애가 탈 수밖에 없는 것도 사실이다. 신약의 등장은 그들이 기댈 수 있는 유일한 희망이기 때문이다.

신약이 임상 실험을 거쳐서 판매 허가를 받는 과정은 짧게는 2년,

길게는 몇십 년이 걸린다. 불치병 환자들과 보건 당국 간의 마찰이 생길 수밖에 없다. 하지만 신약이 임상 실험을 거치지 않고 시중에 풀리면 부작용을 감당할 수 없다.

작중에서도 이브는 환자들에게 AZT를 투여하다가 약의 실효성에 의문을 품는다. 약을 투여받는 환자 대부분이 빈혈과 골수에 독성 반응을 보였기 때문이다.

실제로 당시 사용된 AZT의 용량은 너무 높아서 부작용으로 이어졌으나, 임상 실험 덕분에 독성이 없는 용량으로 조정되어 시판될 수 있었다. 잠재된 부작용을 예방하기 위해서라도 임상 실험은 반드시 거쳐야 하는 과정이다.

론은 병원에서 일하는 청소부를 통해 소량의 AZT를 빼돌렸지만 한계에 부딪친다. 결국 그는 멕시코에 있는 한 의사로부터 AZT를 대신해 에이즈를 치료할 수 있는 가능성을 가진 치료제 얘기를 듣는다.

그가 가져왔던 'DDC(dideoxycytidine)'라는 약물은 실제로 에이즈 치료에 효과적인 항바이러스제로, AZT와 유사한 기전으로 에이즈를 치료한다.

또한 지금은 사용하지 않지만 HIV 바이러스 치료에 쓰이는 인터페론과 에이즈에 감염된 세포를 사멸시킨다는 컴파운드 Q라는 물질을 멕시코 국경을 통과해 대량으로 가져온다.

론은 평소 사기를 치던 재능을 아낌없이 발휘하여 FDA의 눈을 속이고 에이즈 치료제를 가져온다. 1988년 3월, 그는 환자들에게 에이즈 치료제를 판매하는 달라스 바이어스 클럽을 결성하기에 이른다.

하지만 FDA는 허가받지 않았다는 명목으로 치료제를 몰수한다. FDA의 눈에 띄어서 더 이상 치료제를 구할 수도, 가져올 수도 없는 위기의 순간에 동업자 레이언이 말없이 돈뭉치를 건넨다.

"이 돈 어디서 났어?"

"이걸로 어떻게든 해봐요. 내 사망보험금이라 생각해요."

레이언의 지원으로 한 차례 위기를 넘긴 론은 치료제를 사기 위해 다시 한 번 멕시코로 넘어간다. 하지만 그가 자리를 비운 사이, 몰래 마약을 하던 레이언은 에이즈 증세가 악화되어 목숨을 잃는다.

오랜 동업자의 죽음에 충격을 받고 무언가 깨달은 론. 그는 사무실 직원에게 자신의 차를 팔아 돈을 마련하고, 치료제를 헐값에 판매하라고 이른다.

#S3.
론은 FDA의 제재가 부당하다며 샌프란시스코 지방법원에 소송을 제기한다. 법정에 선 론의 앞에서 판사가 판결을 내린다.

"2차 개정헌법에는 정신적·육체적으로 건강할 권리가 구체적으로 명시되지 않았습니다. 스스로 치료법을 선택할 수는 있지만 그것은 FDA의 허가를 받은 치료법이어야 합니다. 그러나 약자를 무시하고, 안전한 약물도 인정하지 않는 FDA의 이기적인 정책에 본 법정은 상당한 불쾌감을 느낍니다. 죽음을 앞둔 환자라면 살 수 있는 방법은 뭐든 하겠지만 때로는 법에 저촉되는 경우도 있겠죠. 우드루프 씨의 열정에 깊이 감동했지만 법적 근거가 부족하여 소송을 기각합니다."

론은 마치 결과를 알고 있었다는 듯이 담담히 받아들인다. 집으로 돌아온 론의 주변에 갑자기 박수소리가 들린다. 사무실 사람들과 에이즈 환자들이 그를 응원하기 위해 모여 있었다.

영화는 많은 사람들의 박수를 받으며 미소 짓는 론의 모습을 끝으로 막을 내린다. 평생 자신의 이익과 쾌락만을 위해 살아갈 것 같던 론, 하지만 그의 인생은 에이즈 환자들의 마지막 희망이 되었다.

불치병의 해답을 찾아내다

영화의 실제 주인공 론 우드루프는 에이즈 진단을 받고 7년 뒤인 1992년 9월에 사망했다. 처음에 의사가 30일 시한부 인생을 내렸던 것과 비교하면 약효가 잘 들었던 것 같다. 그의 활동 덕분에 FDA는 펩타이드 T를 개인 치료용으로 쓸 수 있도록 허가했다.

영화는 감독의 주관적인 가치관과 각색이 들어가 실제와 다른 모습을 보여준다. 그렇다면 영화와 현실은 어떤 점이 달랐을까?

론이 효과 없다고 말했던 AZT는 실제로는 현재까지도 에이즈 치료에 쓰이고 있다. 반면 그가 환자들에게 판매했던 DDC는 실제 약효와는 별개로 부작용이 커서 현재는 쓰이지 않고 있다.

영화에서는 FDA가 AZT의 임상 실험과 상용화에 소극적이었던 것처럼 묘사되지만 실제로는 반대였다. 당시에는 에이즈 치료제가 전무했기 때문에 FDA는 여러 절차를 생략하고 최대한 빨리 상용화하려고 했다.

일반적으로 신약의 상용화가 10년 넘게 걸리는 것과 달리 AZT는 이례적으로 2년 만에 FDA의 승인을 받았다.

그렇다고 론의 시도가 의미 없던 것은 아니었다. 실제로 DDC는 AZT와 유사한 약물이어서 많은 환자들이 효과를 볼 수 있었다. 그가 환자들에게 강요한 '마약 절대 금지', '비타민과 아연 복용' 같은 규칙들은 치료에 도움이 되었다.

한 가지 약물을 고용량으로 사용해야 효과가 있을 것이라 생각했던 의사들과 달리, 존은 여러 가지 약물을 섞어서 복용하는 방식을 사용하기도 했다.

오늘날 에이즈 치료는 세 가지 이상의 항바이러스제를 함께 사용하는 고활성항바이러스요법(HAART, Highly Active Anti-Retroviral

Therapy) 치료법을 사용한다. 여기에 핵심적으로 쓰이는 약물 중 하나가 바로 AZT다. 이 방법 덕분에 에이즈 환자의 사망률은 80% 가까이 감소했다.

#S4.

론과 이브는 데이트를 하며 대화를 나눈다.

"일상이 그리워요?"

"일상이요? 그게 뭔데요? 그런 건 없어요."

"사실 나는······. 그리워요. 시원한 맥주를 마시고, 로데오도 하고 여자랑 춤추러 가고요. 애도 갖고 싶어요. 한 번뿐인 인생이 지금 이 꼴 나서······. 가끔은 남들처럼 살고 싶어요. 얼마 남지 않은 삶을 붙잡고 있지만 뭔가 의미를 두고 싶어요."

"당신은 이미 그러고 있어요."

〈달라스 바이어스 클럽〉 속 약물의 효과와 치료법에 대해서는 필자도 할 말이 많지만, 영화가 우리에게 전달하고자 하는 건 단순히 약에 대한 이야기가 아니다.

약을 둘러싸고 일어나는 등장인물 간의 갈등, 건강한 자들과 소외된 환자들이 뒤섞인 사회의 모습, 그리고 죽음 앞에서 고뇌하고 변화하는 주인공과 공동체의 모습이 영화가 던지는 화두다.

사람은 모두 죽는다. 그러나 우리는 그 사실을 잊고 마치 영원히 살아갈 것처럼 행동한다. 죽음의 위기가 눈앞에 닥치고 나서야 우리가 걸어갔던 삶이라는 길을 돌아본다.

론은 에이즈에 걸리고 나서야 비로소 자신의 삶의 의미에 대해 생각하고, 일상의 소중함에 대해 깨닫는다. 독자 여러분은 어떠한가? 죽음이 눈앞에 다가왔을 때 어떤 모습을 하고 있을까?

백혈병 환자에게는
비싼 약값이 당연할까?

<나는 약신이 아니다>

"비싼 약값에 항의한다!"

"죽어가는 사람을 외면하지 말라!"

다국적 제약회사 노바티스 중국 본사 앞, 마스크를 쓴 채 피켓과 현수막을 든 사람들이 시위한다. 잠시 후 양복을 입은 한 사내가 수행원들과 함께 문밖으로 나온다. 사람들은 기다렸다는 듯이 그의 앞으로 우르르 다가와 소리친다.

"사람이 죽어가고 있다!"
"제약회사는 각성하라!"

직원이 이들을 말려보지만 소용없다. 소란이 잠잠해지자 거만한 표정으로 군중을 바라보던 남성이 말한다.

"여러분, 제가 한 마디 하겠습니다. 여러분이 저희 약의 가격에 불만이 많으신 줄 잘 압니다. 여러분의 항의를 이해는 합니다."

그는 잠시 뜸을 들이고 말한다.

"하지만 우리 회사가 생산하는 모든 약의 가격은 합법입니다. 죄송하지만 여기서 계속 소란을 피워 업무를 방해하신다면 경찰을 부를 겁니다."

합법? 법이 괜찮다 하면 한 알에 만 원을 받든 백만 원을 받든 상관없다는 말인가? 결국 폭발한 사람들은 손에 든 물건을 집어던지기 시작한다.

"어디 해봐! 죽게 된 마당에 경찰이 무섭겠냐?"
"무슨 근거로 그리 비싼 거냐? 근거를 대라!"

로맨스물의 클리셰가 된 불치병

과거부터 지금까지 영화나 드라마에서 '불치병'은 꾸준히 많이 사용되는 클리셰 중 하나다. 시청자들은 치료제도 없이 죽을 날만 기다리는 인물들의 삶과 사랑 속에서 안타까움과 연민을 느낀다.

1990년대 드라마에서 자주 등장하는 불치병 중 하나가 바로 '백혈병'이었다. 필자가 좋아하는 드라마 〈가을동화〉의 여주인공이 백혈병 환자로 나오는데, '왜 항상 불치병 환자라는 클리셰는 여주인공의 몫인가?' 하는 의문이 들고는 했다.

미디어 속에 등장하는 불치병 환자는 대부분 여주인공이며, 머리가 빠지거나 안색이 창백해져서 기침을 뱉는 모습으로 비춰진다. 물론 과거에 백혈병은 대표적으로 사망률이 높은 질병이었다.

항암제가 잘 듣지 않아서 환자의 생존기간이 3~5년밖에 되지 않았고, 독한 화학 요법을 시행했기에 머리가 빠지고 안색이 창백해지는 경우가 많았다.

타인의 조혈모세포를 이식하는 이른바, '골수 이식'이 유일한 치료법이었으나 타인과 골수가 일치할 확률은 2만 5천분의 1 수준밖에 안 되기 때문에 골수 이식을 해도 완치할 확률은 희박했다.

우리 몸을 돌아다니는 혈액 속에는 여러 세포들이 있다. 산소를 운반하는 적혈구, 외부에서 침입한 세균을 잡아먹어 우리 몸의 면역을 담당하는 백혈구, 그리고 상처를 아물게 하는 혈소판이 대표적이다.

정상적인 신체는 혈액 속 적혈구와 백혈구, 혈소판 수를 일정하게 유지시킨다. 그러나 비정상적인 혈액 세포가 과다하게 많아지면서 적혈구와 백혈구, 혈소판이 상대적으로 제 기능을 하지 못하는 경우가 생기는데, 이를 '백혈병'이라고 한다.

백혈병에 걸리면 적혈구의 이상으로 산소 운반 능력이 부족해져서 빈혈을 일으키거나 안색이 창백해진다. 또 백혈구의 감소로 면역 기능이 떨어져 세균 감염에 취약해진다. 또 혈소판이 줄어 코피를 자주 흘리고 멍이 쉽게 들기도 한다.

이런 이미지 때문에 백혈병은 가녀리고 병약한 여주인공을 위한 장치로 많이 쓰이지만 실제로는 남성이 여성보다 1.5배 더 많이 걸리는 질병이다.

#S2.

상하이에서 인도산 가짜 건강기능식품을 팔던 청용, 그는 백혈병 환자 뤼서우이를 소개받는다.

뤼서우이는 인도를 자주 왕래하는 청용에게 인도에 글리벡과 같은 성분의 복제 약이 있다며 이 약을 밀수해달라고 부탁한다. 중국에 수입되는 정품 글리벡은 비싸기 때문이다.

밀수가 탐탁지 않았던 청용은 거절하지만, 사실 아버지의 병원비로 점점 돈이 부족해지던 상황이었다. 청용은 아버지가 계신 병원의 의사에게 글리벡이란 약에 대해 넌지시 묻는다.

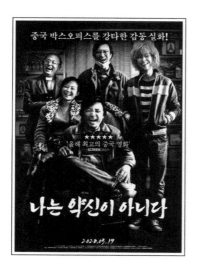

나는 약신이 아니다
(Dying To Survive)
2018

감독 : 문목야
출연 : 서쟁, 주일위, 왕전군 외

의사는 차트만 바라보며 무뚝뚝하게 대답한다.

"골수암에 효과는 있는데 평생 먹어야 해요."

"인도산 글리벡이라고 알아요?"

한순간 멈칫한 의사는 어떻게 알고 있느냐는 표정으로 청용
을 쳐다본다.

"그건 어디서 들었어요?"

"다른 환자에게 들었어요. 약효는 어때요?"

"그런 거 묻지 마세요. 금지 약물이니까. 몰래 먹었다간 치료도

거부당해요."

"그건 왜죠?"

"문제가 생기면 누가 책임져요?"

"약을 살 형편이 안 되면요?"

"어쩔 수 없죠. 급성기로 가면 죽을 날만 기다릴 수밖에……"

의사는 매정하게 대답한 후 자리를 뜬다. 돈이 없으면 약을 먹지 못하고 죽을 수밖에 없는 현실이다. 청용은 의사 옆에 누워 있는 환자와 눈이 마주친다. 머리가 다 빠진 환자의 다리에는 새까만 멍이 가득하다.

병에 걸린 세포만 공략하라

스위스 제약 회사 노바티스에서 처음 글리벡을 출시했을 때 이 약을 '백혈병을 정복할 수 있는 기적의 약'이라 소개했다. 실제로 글리벡은 백혈병 환자의 생존율을 놀라울 만큼 향상시켰다.

과거에는 백혈병에 걸린 환자가 5년 동안 살아남을 확률은 30%가 되지 않았다. 하지만 글리벡을 사용한 후 환자의 5년 생존율은 90%까지 증가했다.

글리벡은 어떻게 이런 약효를 낼 수 있었을까? 바로 '마법의 탄환'

이라는 별명처럼 백혈병에 걸린 세포를 정확하게 겨냥하여 치료했기 때문이다. 기존의 백혈병 치료는 눈을 감고 칼을 던지는 격이었다. 그래서 백혈병과 관계없는 다른 세포들도 죽어나갔다.

그 여파로 환자는 머리가 빠지고 얼굴이 창백해지는 부작용을 맨몸으로 견딜 수밖에 없었다. 드라마나 영화에 나오는 머리가 벗겨지고 볼살이 움푹 패이고 창백한 백혈병 환자의 모습은 독한 치료제의 부작용 때문이었다.

그러나 글리벡의 등장으로 환자들은 더 이상 부작용에 시달릴 필요가 없어졌다. 백혈병 환자에 대한 기존의 이미지는 점차 역사 속으로 사라졌다.

하지만 글리벡이 모든 백혈병을 치료할 수 있는 약은 아니다. 글리벡은 백혈병 중 '만성 골수성 백혈병'의 치료제다. '만성'이라는 단어에서 알 수 있듯 이 질병은 오랜 기간에 걸쳐 서서히 몸을 망가뜨린다. 환자는 평생 동안 약을 먹으며 병을 관리해야 한다.

만약 백혈병이 급성으로 전환될 경우, 병이 급속도로 악화되어 환자는 사망한다. 그래서 만성 골수성 백혈병 환자는 언제 터질지 모르는 시한폭탄을 안고 사는 셈이다. 그래서 글리벡은 시한폭탄의 시간을 연장시켜주는 유일한 희망이었다.

문제는 지나치게 비싼 약값이었다. 당시 정품 글리벡의 가격은 한 달치가 4만 위안, 한화로 680만 원에 달했다. 하지만 인도에서 만든 가짜 글리벡은 한 달치가 2천 위안, 즉 36만 원이었다.

한 달치 약값이 당시 중국인의 한 해 평균 수입과 맞먹었으니 부자가 아닌 이상 백혈병 치료는 불가능한 이야기였고, 가난한 환자들의 유일한 희망은 저렴한 복제약뿐이었다.

#S3. ┈┈

돈이 부족해지자 뤼서우이의 부탁을 받아들인 청용. 인도로 간 그는 사람들에게 수소문해서 글리벡과 같은 성분의 복제약을 만든다는 제약회사의 공장을 찾아간다.

인도인 사장은 그에게 약 한 통을 보여준다. 그는 머릿속으로 계산을 해본다. 중국에서 글리벡 한 통은 4만 위안, 반면에 복제약은 한 통에 2천 위안으로 20배나 차이가 난다.

이건 돈이 된다! 게다가 인도인 사장에 의하면 중국인이 찾아온 건 청용이 처음이라고 한다.

"그럼 내가 이 약을 중국에 독점으로 판매하고 싶소."
"No!"

사장이 단호하게 거절하고는 통역가에게 무어라 말한다.

"중국에서는 이 약이 금지되어서 팔지 못할 거라 하네요."
"걱정 말고 주시오. 중국에서는 글리벡이 너무 비싸서 일반인들은 살 수가 없소."

이야기를 들은 사장은 담배를 물고 씨익 웃음을 지어 보인다.

"왜? 구세주라도 되려고 하오?"

무슨 말도 안 되는 소리. 청용은 다른 사람이 죽든 살든 관심 없다. 마누라와 이혼하고 자식과도 떨어져 지내면서 아픈 아버지를 모시는 청용의 목적은 오로지 돈이다.
이미 악에 받쳐 산전수전 가리지 않고 사는 그에게 타인의 목숨은 관심 밖이었다. 그는 무표정한 얼굴로 약을 들고 사장에게 말했다.

"Life is money!"

신약이 비싼 이유

'하이리스크 하이리턴'은 위험성이 높지만, 투자를 통해 얻는 이익이 그만큼 큰 사업을 말하는 경제 용어다. 하이리스크 하이리턴 사업에 항상 언급되는 게 바로 '신약 개발 사업'이다.

영화관에 간 약사

제약 회사가 신약을 만드는 데 얼마나 많은 시간과 비용이 들까? 이를 알기 위해서는 먼저 신약 개발이 어떤 과정을 거쳐 이뤄지는지 알아야 한다.

우선 특정 질병을 치료하는 데 효과가 있을 것이라 예상되는 후보 물질을 뽑아야 한다. 이들을 대상으로 실험을 하여 실제로 효과가 있는지 찾기 위해 동물 실험을 실행한다. 그 후 건강한 사람과 해당 질병을 가진 환자를 대상으로 1상-2상-3상 실험이 진행된다.

실험이 끝나면 효과가 있는 성분을 판매할 수 있는 상품으로 개발하고, 상품을 판매하기 위해 국가로부터 허가를 받아야 한다. 이런 일련의 과정을 거치는 데 대략 10~15년이 걸린다.

수많은 환자가 필요한 것은 물론이요, 갖가지 과정에서 돈이 들어간다. 이 기간 동안 드는 비용이 무려 26억 달러로, 한화로 3조 원가량이다. 당연히 어중간한 중소기업이나 개인이 신약을 개발한다는 것은 언감생심이고 대기업도 쉽게 도전하지 못한다.

비용도 비용이지만 많은 후보들 중 실제로 효과를 보는 약이 적다는 점도 발목을 잡는다. 처음 신약 후보에 등록되는 물질은 대략 13,500개에 달하지만 그중 1/3인 4,300개만이 서류 전형에 통과하여 임상 실험 단계로 들어갈 수 있다.

최종적으로 약효가 나타나지 않거나 부작용을 일으키는 물질이 걸러지면, 결국 전체의 3%에 불과한 415개 정도의 물질만이 제품으로 만들어져 시장에 출시된다.

신약을 독점할 권리

영화나 드라마 같은 미디어 콘텐츠 산업에서 불법 복제는 골칫거리다. 수많은 스텝과 배우가 힘들게 제작한 콘텐츠가 가치를 제대로 인정받지 못하고 무료로 배포된다. 불법 복제는 제약업계에서도 빈번히 일어난다.

오랜 시간과 많은 비용을 들여서 신약을 개발한 A라는 회사가 있다. 이 회사가 신약을 발표한 지 3개월밖에 안 지났는데, B라는 회사가 같은 성분으로 치료약을 출시했다. 그것도 A사보다 더 싼 가격과 비슷한 이름을 달고.

이러면 어떻게 될까? A사는 지출한 비용과 시간에 비례하는 경제적 이익을 환수하지 못한다. 투자 비용 회수의 실패로 회사가 파산하거나, 파산을 면하더라도 다시는 신약 개발에 뛰어들지 못한다.

그래서 정부는 '신약 특허'를 통해 일정 기간 동안 신약을 생산하고 판매하는 권한을 특정 회사에게 독점적으로 부여한다. 즉, 일정 기간 동안 해당 신약을 판매할 수 있는 회사는 A뿐이라는 말이다. 독점할 수 있는 기간은 대략 20년 정도 된다.

특허 기간이 끝나면 어떻게 될까? 그때가 되면 다른 제약 회사 B, C는 같은 성분의 복제약을 만들어 시중에 유통할 수 있다. 제약회사들은 일정 기간의 수익을 보장받을 수 있으니 마음 놓고 신약 개발에 도전할 수 있고, 소비자의 입장에서는 특허 기간이 끝난 이후에 회사 간의 경쟁으로 약값이 내려가서 이득을 본다.

신약 특허는 제약회사의 투자와 개발을 독려하고, 그것으로부터 얻는 이익을 보장해주는 안전장치다. 하지만 제도가 악용되는 경우도 많다. 특허 기간 동안 해당 약을 판매할 수 있는 권한을 하나의 회사가 갖기 때문이다.

게다가 그 약이 유일한 치료제라면 어떨까? 가격을 올려도 환자들은 치료를 위해 울며 겨자 먹기로 약을 살 수밖에 없다. 그야말로 무소불위의 권력인 셈이다.

규제 없는 독점이 만드는 결과

"약값을 더 올릴 수 있어요. 주주들에게 이익을 주는 것이 제 의무입니다. 이것이 자본주의 사회이고, 자본주의 체계이고, 자본주의 법칙이에요."

알바니아계 미국인 사업가이자 헤지 펀드 매니저인 마틴 슈크렐리는 '미국인이 가장 싫어하는 사업가', '탐욕의 아이콘'이라 불린다. 그의 행보는 돈을 벌 수 있다면 환자의 생명 따위에는 관심 없다는 태도를 보여주기 때문이다.

슈크렐리는 '제약 산업이 돈이 된다'는 사실을 발견하고 바이오

기업 레트로핀을 창업한다. 그리고 그는 '다라프림'이라는 약물의 제조 특허권을 사들인다.

다라프림은 '톡소플라즈마증'라는 기생충 감염성 질환을 치료하는 약물이다. 톡소플라즈마증은 일반인이라면 거의 걸리지 않는 질환이다. 하지만 에이즈 환자처럼 면역 체계가 정상적이지 않다면, 감염될 시 심각한 감염 증상을 일으켜 사망에 이를 수 있다.

문제는 다라프림을 대신할 수 있는 약이 없었고, 슈크렐리는 이 점을 노렸다는 것이다. 그는 제조 특허권을 사자마자 약의 판매가를 13달러에서 750달러까지 올려버린다. 약의 가격이 한순간에 57배나 오른 것이다.

특정 약품을 독점해서 과도한 이익을 취하려 하는 그에게 전 세계적인 비난이 쏟아졌다. 미국감염병협회와 에이즈의학협회, 그리고 전 국무장관인 힐러리 클린턴까지 항의서한을 보냈다.

하지만 슈크렐리는 '이 모든 게 자본주의 룰'이라는 입장으로 비싼 약값을 고수한다. 결국 그는 약값 폭리 문제로 인해 미국 의회 청문회에 소환된다.

그가 청문회에서 보여준 행동은 상식을 초월했다. 그는 의원들의 질문에 모른다는 답변으로 일관하고, 볼펜을 돌리며 딴짓을 하고, 히죽히죽 웃는 모습으로 많은 이들의 공분을 샀다. 이윤 추구가 자본주의의 속성일지라도 그의 행동은 명백히 선을 넘었다.

결국 2022년 1월에 뉴욕 맨해튼 지방 법원은 약값 폭리에 대한 혐의로 슈크렐리에게 다나프림으로 거둔 수익 6,400만 달러, 즉 한화 760억 3,000만 원에 달하는 금액을 전액 반환하라는 판결을 내렸고 다시는 제약업계에 종사하지 못하도록 했다.

#S4.

청용은 동료들을 모아 복제 글리벡을 한 통에 500 위안이라는 가격으로 판매한다. 환자들 사이에 입소문이 퍼져 그들의 사업은 승승장구한다.

하지만 중국에 복제 글리벡이 유통되고 있다는 사실을 접한 노바티스는 중국 공안에게 불법 판매상의 검거를 요청한다.

불법 약물 판매로 붙잡히면 최소 징역 8년에서 최대 무기징역까지 받을 수 있는 상황. 공안의 감시가 턱밑까지 쫓아오자 청용은 복제 글리벡 판매 사업을 포기하고 판매권을 '장 교수'라고 하는 약장수에게 넘긴다.

1년 뒤, 장 교수가 복제 글리벡을 2만 위안으로 올려버리자 약을 구하지 못한 뤼서우이는 가족들에게 부담을 주기 싫어 병원 화장실에서 목을 맨다. 전 동료의 죽음에 충격을 받은 청용은 예전 동료들과 복제 글리벡 판매를 재개한다.

환자들은 의기투합하여 청용을 감싸준다. 공안이 복제 글리벡을 소지한 환자들을 잡아와 취조하지만, 그 누구도 판매책을 말하지 않는다. 불법이라고 닦달하는 공안 직원에게 한 할머니가 일어나서 읍소한다.

"인도 글리벡 조사를 멈춰주시면 안 됩니까? 제가 병에 걸린
지 3년입니다. 한 병에 4만 위안이나 하는 정품 약을 3년이나
먹었어요. 약값으로 집도 날리고 가정도 무너졌어요. 이제 겨
우 저렴한 약을 구할 수 있게 됐습니다."

공안 직원은 아무 말도 할 수 없었다. 실제로 복제 글리벡은
효과가 있어 보인다. 국가의 허가를 받지 않았다고 해서 정부
가 약의 판매를 막는 것이 과연 옳은 일일까?

"누구든 병에 걸릴 수 있어요. 당신은 평생 병에 안 걸릴 것 같
나요? 당신들이 그 사람을 잡아가면 우린 죽을 수밖에 없어요.
난 죽고 싶지 않아요. 살고 싶어요."

복제약은 정말 효과가 있을까?

복제약을 전문 용어로 '제네릭 의약품(generic drug)'이라고 부른
다. 제네릭 의약품은 오리지널 약과 동일한 활성 성분을 가지고, 동
일한 방식으로 복용하며, 동일한 효과를 제공하는 약을 의미한다.

영화관에 간 약사

한국 사람들은 '원조'를 좋아한다. 부대찌개를 먹으러 갈 때도 원조라는 단어가 붙으면 왠지 더 맛있게 느껴진다. 하지만 의약품은 부대찌개가 아니다. 제네릭 의약품이 되기 위한 조건과 과정은 단순히 비슷한 재료를 사용해서 요리하는 것과 차원이 다르다.

먼저 오리지널 약과 같은 성분, 같은 용량을 가지고 있어야 한다. 또한 품질, 안전성, 안정성, 제조 공정까지 동일해야 하기 때문에 실제 나타나는 효과가 다를 수가 없다.

제네릭 의약품 사례는 우리 주변에서 흔히 볼 수 있다. 일례로 코로나19 팬데믹 당시 해열제로 유명한 타이레놀이 전국적인 품절 사태를 겪었다. 이때 약사들이 같은 성분을 사용한 타세놀이나 타미스펜 같은 제네릭 의약품을 적극적으로 권했다.

그로 인해 '같은 성분이면 같은 효과를 낸다'는 인식이 널리 퍼졌고, 제네릭 의약품이란 개념이 국내에 정착하는 계기가 되었다.

오리지널 약의 효과가 좋다고 느끼는 것은 단순히 '오리지널 약이 더 좋겠지' 하는 편견과 '다른 사람들이 좋다고 하니까' 하는 대중심리에 편승한 착각인 경우가 많다.

#S5.

결국 청용은 공안에 붙잡혀 재판장에 오른다.

"저는 법을 어겼습니다. 어떤 벌을 받게 되어도 할 말이 없습니다. 하지만 저는 환자들을 보면 괴롭습니다. 고가의 정품 약은 구할 수 없어서 그저 죽기를 기다리거나 자살하기도 합니다. 하지만 앞으로 나아지리라 믿습니다. 그날이 빨리 오기를 바랍니다."

그는 최후의 진술을 마치고 호송차량에 실려 구치소로 이동한다. 차가 지나가는 도로 주변으로 마스크를 쓴 수많은 환자가 모여서 그를 바라본다. 청용은 그제야 깨닫는다. 'Life is money!'라 외치던 그의 삶에서 정말 중요한 게 무엇이었는지.

〈나는 약신이 아니다〉는 실화를 바탕으로 제작되었다. 2018년에 개봉한 이 영화는 공산당이 그토록 싫어하는 사회고발 영화였지만, 엄청난 인기를 얻었다.

영화의 파장이 컸던 만큼 중국 내부에서 자성의 목소리도 들려왔다. 당시 중국 총리가 직접 나서서 인민들의 의료비 부담을 줄이겠다는 발표까지 했다.

이후 중국에서 승인되지 않아도 해외에서 합법적으로 유통되는 신약은 더 이상 처벌받지 않게 되었다.

글리벡은 국가 의료 보험에 포함되어 환자들은 약값의 20%만 지불하게 됐다. 수입 의약품에 대한 비싼 관세와 부가 가치세도 대폭 인하되었다고 하니, 잘 만든 영화 한 편이 중국 사회를 바꾼 셈이다.

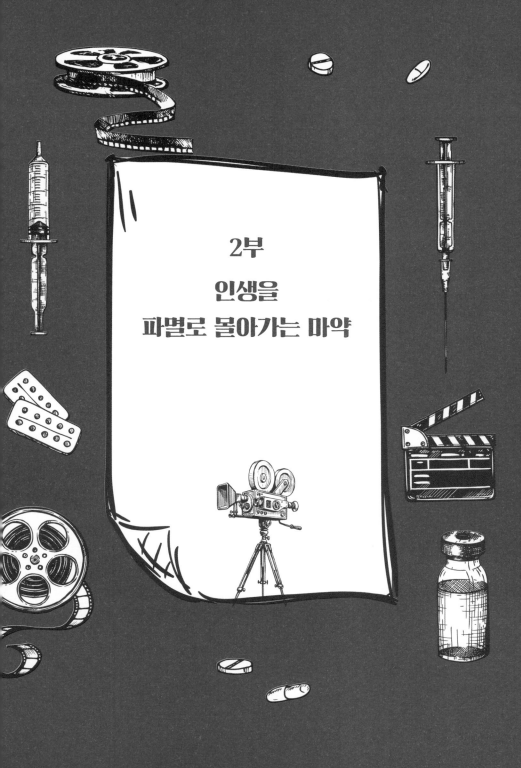

2부

인생을
파멸로 몰아가는 마약

악보 선율 속의 헤로인

#S1.

1954년, 뉴욕의 할렘에 위치한 한 재즈 클럽 앞. 기자들은 한 사내를 향해 카메라 셔터를 터뜨린다. 수많은 여성이 쳇 베이커에게 사인을 받기 위해 달려온다.

"사랑해요! 쳇!"

'쳇'이라고 불린 연주자가 옷 매무새를 고치고 있다.

"트럼펫과 보컬 부문 인기투표 1위! 머나먼 캘리포니아에서 방금 도착한 재즈계의 제임스 딘, 쿨 재즈의 왕자, 웨스트 코스트 스윙의 창시자라 불리는 뮤지션! 쳇 베이커와 콰르텟입니다!"

쳇은 긴장한 듯 연신 트럼펫에 입을 댔다가 떼어놓기를 반복한다. 오늘은 중요한 날이다. 특별 게스트로 마일즈 데이비스와 디지 길레스피까지 참석했다. 프로듀서 딕이 그에게 선글라스를 씌워주며 안심시킨다.

"모두 잘 될 거야."
"저 어때 보여요?"
"완벽해."

재즈가 태동한 뉴욕의 할렘, 그곳에 위치한 재즈 클럽 '버드랜드'는 재즈 뮤지션들의 성지다.
비밥 재즈의 선구자였던 찰리 파커의 별명 '버드'를 따서 지어진 이 클럽은 당대의 실력 좀 있다는 재즈 뮤지션에게만 무대에 오를 자격을 줬다.
재즈 뮤지션의 등용문과 같은 이곳에서 데뷔 무대를 준비하는 젊은 트럼펫 연주자 쳇은 떨리는 가슴을 부여잡고 마음을 다스리기 위해 조용히 되뇐다.

"안녕 디지, 안녕 마일즈, 웨스트 코스트의 풋내기가 너희를 잡아먹어 주마."

쳇은 무대에 올라 주변을 바라본다. 마일즈가 그를 지켜보고 있다. 그의 우상이자 라이벌인 마일즈는 '어디 실력 좀 볼까?' 하는 눈빛으로 쏘아보면서 다음 무대를 준비 중이다.

쳇은 긴장한 채 트럼펫을 들어서 「Let's get lost」로 무대의 포문을 연다. 잔잔한 피아노 반주 위에 그가 연주하는 트럼펫의 음색이 내려앉는다.

시끄러웠던 장내가 한순간 고요해지고, 음악이 공간을 가득 채운다. 말끔하면서도 군더더기 없고 개성적인 음색을 내는 것이 쳇의 특기다.

연주가 끝나자 이번에는 마일즈가 무대에 오른다. 그는 쳇과 다르게 빠르고 거침없는 트럼펫 연주로 청중의 귀를 사로잡는다. 쳇의 무대가 차분하고 여유롭다면 마일즈의 무대는 쉴 새 없이 쏟아지는 느낌이다.

드럼, 피아노, 베이스, 그리고 트럼펫이 빠르게 음을 주고받는 향연이 이어진다. 청중들은 절로 흥이 솟아 객석에서 몸을 흔들기 시작한다.

연주가 끝난 후 마일즈는 쳇을 대기실로 부른다. 마일즈는 잔뜩 기대에 부푼 채 찾아온 그에게 날카로운 비수를 던진다.

"난 너 같은 부류를 잘 알지. 돈과 여자에 취해서 음악을 망치는 놈들."

마일즈는 재즈계에 백인 연주자가 있다는 사실이 마음에 들지 않았다. 얼굴도 곱상하게 생긴 풋내기 백인이 감히 자신과 동급으로 취급 받는 것 역시 아니꼬웠다.

"넌 인생을 조금 더 살아보고 와라."

자존심이 상한 쳇은 마일즈를 노려본다. 그의 마음속에 마일즈를 뛰어넘는 트럼펫 연주자가 되겠다는 열정이 타오르기 시작한다.

몸도 마음도 지친 쳇은 클럽에서 나와 눈이 맞은 여성과 함께 호텔로 들어선다. 그녀는 가방에서 하얀색 가루가 든 봉지를 꺼내서 가루를 숟가락에 얹은 뒤 촛불로 천천히 녹인다.

쳇은 그것이 무엇인지 알고 있다. 아직 해본 적은 없지만, 오늘만큼은 클럽에서 겪은 불쾌한 경험을 날려줄 만큼 강렬한 자극이 필요하다.

"약이 처음이라고? 순진하기도 해라."
"주사가 무서워서 그래. 대신 놓아줄래?"

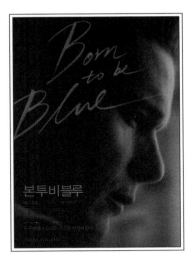

본 투 비 블루(Born to be Blue)
2016

감독 : 로버트 뷔드로
출연 : 에단 호크, 카르멘 에조고, 칼럼
키스 레니 외

여자는 주사기를 들고 소파에 앉은 그에게 다가간다.

"내 말을 따라해. 안녕, 두려움아."

"안녕, 두려움아."

"안녕, 죽음아."

"안녕, 죽음아."

"꺼져버려."

"꺼져버려."

그 순간, 쳇의 혈관 속으로 따뜻한 액체가 흘러들어온다. 이어
서 말로 형용할 수 없는 강렬한 행복이 덮쳐온다.

그는 뜨거우면서도 차갑고, 저항할 수 없는 어떤 거대한 파도 같은 기분에 몸서리를 치며 천천히 그녀 위로 몸을 포갠다.

"이게 뭐야! 당신은 뭐고, 어서 나가!"

그때 쳇의 아내가 들어와 외도 현장을 목격하고 격노한다. 아내는 주섬주섬 옷을 챙겨 나가는 여성에게 속옷을 던지다가 식탁 위에 놓인 주사기와 약을 발견한다.

"맙소사, 마일즈 때문에 약을 한 거야?"

술과 담배에 찌든 남편의 모습은 익숙했지만 이건 선을 넘었다. 아내는 망연자실한 얼굴로 그 자리에 주저앉는다. 위로라도 해주려는 듯 쳇은 아내의 가슴에 얼굴을 파묻고 말한다.

"이렇게 안고 있으면 엄마의 자궁으로 돌아간 기분이야. 땡그랑, 쨍그랑. 전부 녹아내리는 소리가 들려."

영화관에 간 약사

쿨 재즈의 왕자

뉴욕의 할렘을 중심으로 발달한 재즈 문화는 흑인의 상징이다. 주류 사회에서 외면 받으며 살아온 흑인들은 자신들의 슬픔과 고통을 음악으로 승화시켰다.

흑인들이 교회에서 부르던 독특한 음색의 성가 '가스펠', 노동요에서 출발한 '블루스', 그리고 기존의 클래식을 벗어나 엇박자를 강조하던 '래그타임'이 합쳐져 재즈가 탄생했다.

그렇게 탄생한 재즈는 점점 인종을 가리지 않고 미국 음악계의 주류로 자리잡았다. 1950년대에는 백인 재즈 연주가들도 등장했고, 여러 재즈 분파가 탄생했다.

거칠고 격렬한 느낌의 '비밥 재즈'는 억압받으며 힘들게 살아가는 흑인 감성을 대변했고, 제2차 세계대전 이후 호황을 누리던 백인 중심으로 정적이지만 정교한 느낌의 '쿨 재즈'가 새로이 탄생했다.

쿨 재즈는 당시 백인이 많이 거주하는 지역의 이름을 따서 '웨스트 코스트 재즈'라고도 불렸다. 웨스트 코스트 재즈가 낳은 가장 위대한 연주자가 바로 쳇 베이커다.

쳇 베이커는 1929년 12월에 미국 오클라호마 주에서 태어났다. 그는 기타 연주자였던 아버지의 영향으로 어렸을 때부터 음악과 가까이 지냈다. 황량한 시골 농장에서 형제도 없이 자란 쳇에게 친구라고는 작은 라디오와 아버지가 선물한 트럼펫뿐이었다.

사고로 한쪽 앞니가 부러지기도 했지만 그건 오히려 쳇의 음색에 독특한 개성을 불어넣었다. 하지만 화목하지 못했던 가정 탓인지 그는 어렸을 때부터 방황하는 시간이 많았다.

대마초를 피우거나 절도를 하여 구속되기도 하며, 난잡한 성생활로 문제를 일으키는 등 방탕한 생활이 이어졌다. 쳇은 이대로 살면 안 되겠다 싶어 군악대를 제대한 후에 밴드를 결성해 틈틈이 트럼펫 연주를 하며 재즈 뮤지션으로서의 꿈을 키웠다.

쳇은 '재즈 뮤지션의 대부'라 불리던 찰리 파커가 로스앤젤레스의 타파니 클럽에서 자신과 함께 연주할 트럼펫 뮤지션을 구한다는 이야기를 듣고 무작정 로스앤젤레스로 향했다.

찰리는 쳇의 소문을 익히 들어봤고, 호기심에 그를 찾았다. 찰리는 쳇과 함께 무대에 서서 두 곡을 연주해보고, 마이크를 들어 오디션 참가자들에게 돌아가라고 말했다.

찰리 파커와 협주를 했다는 커리어는 그를 스타로 만들었다. 쳇은 찰리를 동경하여 그로부터 많은 음악적 영감과 경험을 받았다. 쳇의 삶을 바꾼 결정적인 순간이자 파멸의 시작이었다. 헤로인에 손대기 시작했기 때문이다.

찰리는 지독한 마약 중독자였다. 모르핀과 헤로인에 중독되어서 엉망이 된 사생활은 그의 인생에도 영향을 끼쳤다. 마약에 취해 옷을 벗고 돌아다니다 경찰에 체포되고 정신 병원에 수감되는 등 많은 문제를 일으켰다. 그를 멘토로 둔 쳇 역시 마약으로 삶이 무너진다.

마약 문제로 이제는 한물 간 트럼펫 연주자 쳇과 영화배우 제인의 첫 데이트, 제인은 뉴욕의 밤길을 걸으며 말한다.

"철학자 안톤 체호프가 그랬대요. 사랑할 때의 감정 상태가 인간의 보통 상태라고요. 인간의 진정한 모습은 사랑할 때 드러난다고."

쳇은 속으로 자신의 진정한 모습은 무엇일지 생각한다. 그 순간, 불량배 무리가 그들에게 다가온다. 한 녀석이 쳇의 멱살을 잡고 소리친다.

"우리한테 빚진 거 잊었어? 이 망할 약쟁이 새끼!"

쳇은 과거에 외상으로 마약을 구했던 것이다. 그들은 주먹으로 쳇의 얼굴을 마구 내리치기 시작한다. 제인의 비명과 함께 사방으로 피가 튄다. 쳇의 입에서 이빨 조각이 튀어나온다.

"이제 영원히 재즈와 이별해라! 망할 놈!"

정신을 잃고 급히 병원으로 옮겨진 쳇, 의사는 그에게 앞니가 모조리 부러졌다고 말한다. 의사는 그에게 틀니를 주고 입에 무리를 주지 말라고 충고한다.

트럼펫은 입술과 이의 정교한 움직임으로 소리를 내는 금관악기다. 트럼펫 연주자에게 이가 부러졌다는 건 육상 선수의 다리가 부러지고, 피아니스트의 손가락이 부러진 것과 같다.

쳇을 주제로 한 영화의 제작 계획은 보류되었고, 늘 뒤치다꺼리를 하던 프로듀서 딕도 마약 때문에 끊임없이 사고를 치는 그를 포기한다.

그날 밤, 쳇은 제인의 욕실 안에서 트럼펫을 분다. 트럼펫에서는 악기음이 아니라 핏물과 함께 신음 소리만 흘러나오고 있다. 흘러내리는 핏물이 그의 옷을 적신다.

다음날 아침, 집에 돌아온 제인은 또다시 헤로인 주사기를 몸에 꽂은 채 바닥에 쓰러진 쳇을 발견한다.

재즈계에 자리잡은 '문화'

"재즈는 위스키 병에서 태어나, 마리화나로 자라고, 헤로인으로 사망한다."

재즈 클라리넷 연주자 아티 쇼의 말처럼 재즈와 마약은 뗄 수 없는 관계다. 1957년에 357명의 재즈 뮤지션을 대상으로 실행한 연구에 따르면 절반에 가까운 이들이 헤로인을 복용한다고 할 정도로 재즈 뮤지션들은 헤로인에 중독되어 있었다.

문제는 많은 이가 헤로인이 음악을 하는 데 도움이 된다고 생각할 정도로 당시 재즈계에서 헤로인은 하나의 '문화'였다는 점이다.

헤로인을 하면 우리 뇌에서는 행복을 느낄 때 분비되는 도파민이 다량으로 분비된다. 이때 느껴지는 황홀감과 쾌락은 사람이 일상적으로 느낄 수 없는 강도이기에 이를 음악적 영감이라고 착각했다.

또한 헤로인은 고된 육체 활동의 고통을 잊게 만들었다. 재즈 뮤지션들은 하루 종일 서서 연주하고 몸을 흔들면서 육체를 혹사시켰다. 본래 강력한 진통제인 헤로인이 자주 쓰였던 이유다.

또한 예술가 특유의 강박적인 성격과 예민한 기질은 무대 위에서 엄청난 스트레스로 작용했고, 이 때문에 뮤지션들은 방탕한 생활을 하며 마약을 찾았다.

하지만 재즈가 태동한 할렘에서 헤로인이 퍼진 가장 큰 이유는 마피아의 존재였다. 당시 뉴욕의 음지를 주름잡던 이탈리아 마피아들은 금주령 시기에 밀주를 만들어 엄청난 부를 거머쥐었다. 알코올로 돈 맛을 본 그들의 관심은 마약으로까지 이어졌다.

그들은 머나먼 튀르키예에서 수확한 아편을 프랑스 마르세유에서 헤로인으로 가공한 뒤, 할렘 뒷골목을 통해 유통시켰다. 이렇게 미국으로 들어온 헤로인은 경찰의 눈을 피하기 위해 마피아가 소유한 피자 가게에서 유통되었고, 사람들은 이를 '피자 커넥션'이라 불렀다.

값싸지만 효과는 강력했던 헤로인은 주로 사회적 약자인 흑인, 특히 가난한 뮤지션들을 중심으로 퍼져나갔다. 카지노, 술집 같은 유흥업계에 종사하며 금전적 이익을 얻던 마피아들에게 재즈 바만큼 마약을 유통시키기 좋은 장소가 없었다.

#S3.

쳇은 제인과 함께 생활하며 조금씩 안정을 찾아간다. 그러나 헤로인을 끊을 수는 없었다. 제인은 쳇이 헤로인을 하면 습관적으로 얼굴을 손으로 쓸어내린다는 것을 알게 된다.

"난 좀비랑 사귈 생각 없어. 나랑 있을 거면 헤로인을 끊겠다고 약속해. 메타돈 잘 복용하고."
"알았어. 나 메타돈 좋아해."
"난 진지해. 이렇게 자꾸 얼굴에 손대면 헤로인에 손댔다고 생각할 거야."
"이번에는 정말 끊을 거야. 난 완전 새 사람이 됐거든."

제인은 쳇에게 잠시 뉴욕을 떠나 고향으로 내려가라고 말한다.

"회복해야지, 턱만 다친 게 아니잖아."

제인이 말하는 것은 그의 오래된 헤로인 중독이다. 다음날, 그들은 밤새 차를 몰고 오클라호마 주에 있는 부모님 댁으로 향한다. 사실 그는 헤로인을 끊는 시도를 처음 하는 게 아니었다.

"여보, 쳇이 돌아왔어."
"그래, 나도 들었소. 어서 와라. 또 헤로인 끊으러 왔니?"

쳇은 농장 일을 돕거나 근처 주유소에서 일하고, 남는 시간에는 트럼펫 연주에 매진한다. 그는 사랑하는 제인과 시간을 보내며 조금씩 음악을 되찾아가고 있었다.
물론 헤로인 중독도 치료해야 했다. 쳇은 담당 보호 관찰관의 감시하에 꾸준히 메타돈이라는 약물을 복용하고, 이를 보고한다. 감찰관은 메타돈을 꾸준히 복용하고 안정적인 직업을 얻기를 요청한다.
이따금 버드 랜드에서의 기억을 떠올린 쳇은 또다시 재즈계로 돌아가고자 한다. 그는 정처 없이 흘러가는 시간 속에서 무언가를 깨닫고 자신만의 음악으로 승화시킨다.
지나간 상처를 잊고 다시 음악을 시작하기 위해 뉴욕으로 돌아가는 쳇은 아버지와 화해하고자 자신의 앨범을 선물한다.

"아버지의 주법을 참고해서 녹음했어요."

"고맙다. 근데 그렇게 여자처럼 노래를 불러야 했니?"

"덕분에 앨범 많이 팔았잖아요. 아버지는 얼마나 파셨어요? 게다가 포기하셨잖아요. 전 포기 안 했어요."

"그래도 난 가족을 망신시키진 않았다. 가문 이름에 먹칠하지는 않았지."

끝내 아버지와의 화해는 이루지 못한 채 뉴욕을 향한 쳇, 그것은 마치 아무리 노력해도 이루어지지 않는 운명의 수레바퀴 같았다.

마약을 치료하는 마약

'메타돈(methadone)'은 헤로인의 금단 증상을 완화시키기 위해 사용하는 약이다. 재미있는 사실은 헤로인 중독 증상을 치료하는 메타돈 역시 아편 성분의 마약이라는 점이다.

우리가 금연을 위해 니코틴 패치나 껌을 씹는 걸 생각해보자. 담배를 끊지 못하게 만드는 대표적인 원인이 바로 중독성 물질인 '니코틴'이다.

소량의 니코틴을 패치나 껌으로 제공하여 담배에 대한 갈망을 억제하듯, 메타돈 역시 소량의 아편을 제공하여 헤로인 금단 증상을 방지한다.

메타돈은 헤로인과 달리 몸속에 잔류하는 기간이 짧고, 중독성이 적기 때문에 비교적 안전하다. 보통 20mg의 메타돈이 5mg의 헤로인 주사와 같은 강도라고 한다. 헤로인 중독 치료를 위해 메타돈을 10~20mg부터 시작하여 10mg씩 증량해서 사용한다.

메타돈이 얼마나 효과가 있을지 의구심이 들지만 실제로 헤로인 금단 증상이 효과적으로 줄어든다고 한다.

덕분에 환자는 헤로인에 대한 유혹을 이겨내고 보다 쉽게 중독 치료를 할 수 있고, 그로 인해 헤로인 중독에 의한 사망률 역시 감소했다는 연구 결과가 있다.

하지만 메타돈 역시 근본적으로는 마약이기에 과량 복용할 시 무호흡, 저산소증, 발작, 저혈압 같은 부작용을 유발한다. 마약을 마약으로 치료하다니. 그만큼 헤로인이 얼마나 중독성 있는지 알 수 있는 증거다.

#S4.

과거의 명성을 조금씩 되찾아가는 쳇. 그는 버드 랜드에서, 그것도 마일즈의 앞에서 공연하는 기회를 얻는다. 하지만 언제나 그에게 힘을 주던 제인이 없다.

그는 공포에 가까운 긴장감에 휩싸인다. 이것이 마지막 기회가 될지도 모른다. 그는 대기실에서 쓰레기통을 붙잡고 구토를 한다. 문득 헤로인을 하고 싶다는 충동이 든다.

'딱 한 번만 헤로인을 한다면······.'

마침 대기실 책상 위에 누군가 남겨놓은 헤로인 가루가 보이지만, 프로듀서 딕이 메타돈을 가지고 온다. 그는 헤로인을 앞에 두고 갈등하는 쳇을 보고 말한다.

"비극이 반복될 거야. 제인도 떠날 거고."
"이게 아니면 연주를 못 할 거 같아요."
"이렇게까지 하지 않아도 돼. 연주하지 마. 아니면 메타돈을 먹든가. 메타돈 먹고도 잘 연주했잖아."
"이 공연만 끝내주게 마치면 앞으로 공연이 많을 거랬죠. 내 인생을 되찾고 싶어요. 딕, 제발. 난 내가 원하는 방식으로 트럼펫을 연주하고 싶어요. 이게 내 마지막 기회잖아요."

쳇의 간절한 요청에 난감해진 딕은 말한다.

"천사의 혀로 노래하더라도 사랑이 없다면 시끄러운 심벌즈 소리에 불과해."
"무슨 소리예요?"

영화관에 간 약사

"텅 빈 채로 노래하지 말라는 거야."

딕은 헤로인 가루 옆에 메타돈 병을 올려놓은 채 말한다.

"자네가 선택해. 주사를 맞든지, 메타돈을 먹든지."

왜 뮤지션은 마약을 하는가?

'연예인 OO 씨, 필로폰 투여 혐의로 구속'
'가수 OO 씨, 대마초 흡입 적발'

　지금도 연예인의 마약 투여는 큰 이슈로 등장한다. 그리고 보면 예술계에 종사하는 사람에게 유독 마약과 관련된 사건 사고가 많은 것 같다.

　특히 음악에 종사하는 뮤지션의 경우에 더욱 그렇다. 마약이 음악에 어떤 영향을 주는 걸까? 정말 마약을 하면 영감이 떠오르고 곡을 더 잘 쓰거나, 연주를 잘하게 되는 걸까?

　사실 음악과 약물은 오래전부터 떼려야 뗄 수 없는 관계를 가지고 있다. '음주가무'라는 말이 있듯 춤추고 노래를 부르면서 술을 마시는 경우가 대표적이다.

단체로 춤을 추고 노래를 부르는 순간, 사람들은 집단 내 유대감과 행복을 느끼고 알코올은 그 감정을 더욱 강화한다. 궁합이 잘 맞는다고 해야 할까? 그래서 특정 약물과 특정 음악 장르가 서로 영향을 준 경우도 많다.

시끄럽고 강렬하면서 몽환적인 비트가 특징인 '애시드 락(acid rock)'의 경우 연주자와 관객들이 강력한 환각작용을 일으키는 LSD를 사용하는 경우가 많았다. 그래서 LSD의 본명인 'Lysergic acid diethylamide'의 'acid'에서 이름을 따서 애시드 락 장르가 생겨났다.

또한 흥분성 마약인 엑스터시는 몇 시간 동안 춤을 춰도 지치지 않는 각성 작용을 하며 흥분을 불러일으킨다. 그래서 반복적인 리듬에 맞춰 쉴 새 없이 춤을 추는 하우스 음악 문화와 잘 맞았고, 실제로도 하우스 파티나 클럽 문화를 통해서 전파되었다.

마약이 정말 작곡을 하거나 노래를 부르는 데 영향을 줄까? 일부 마약 옹호론자는 헤로인을 하고 느끼는 탈일상적 경험과 상상력이 새로운 자극의 원천이 된다고 한다.

실제로 약에 취하면 감각이 예민해져서 소리를 더 잘 탐지하게 된다거나, 대마초를 피우면 음악을 통해 얻는 즐거움이 배가 된다는 연구 결과가 있다.

새로운 것을 창작하는 데 상상력, 감각, 그리고 경험은 큰 동력이 된다. 하지만 새로운 감정을 느끼고 자유로이 상상하는 것과 이것을 음악으로 구현하는 것은 완전히 다른 능력이다.

일부는 마약이 공연과 퍼포먼스에 힘을 준다고 주장한다. 연예인들은 본디 체력적으로 굉장히 고된 일정을 소화해야 하기에 빠른 피로 회복을 목적으로 마약을 접하는 경우도 많다고 한다.

이때 코카인 같은 흥분성 약물, 암페타민 같은 각성제 및 진통제를 많이 복용한다. 마약을 하면 오랜 시간 동안 공연하고, 촬영에 임해도 지치지 않는 것처럼 보인다. 그러나 결과적으로는 마약 부작용으로 신체적·정신적 장애를 얻는다.

아직까지도 많은 뮤지션이 '음악적 영감을 얻기 위해' 혹은 '바쁜 공연 일정을 소화하기 위해'라는 이유로 마약을 복용한다.

미국 질병통제예방센터(CDC, Centers for Disease Control and Prevention)의 보고서에 따르면 약물 과다 복용으로 인한 사망자 중 뮤지션이 일반인보다 3배나 많다고 한다.

억압의 상징에서
자유의 상징이 된 LSD

<어느 세균학자의 죽음>

1953년 11월 28일, 미군 특수 작전단 소속 과학자 프랭크 올슨이 투신자살로 사망했다. 그는 고향을 떠나 뉴욕의 한 호텔에서 한밤 중에 창밖으로 몸을 던졌다. 유족들에게 부고를 전하기 위해 프랭크의 상사였던 빈센트 루웨와 주치의가 찾아왔다.

가족들은 프랭크의 죽음을 받아들일 수 없었다. 그는 과묵했지만 따뜻하고 자상한 남편이자 인자한 아버지였다. 그런 사람이 갑자기 자살했다니. 예상치 못했던 부고에 집안에는 한동안 어색한 침묵과 정적이 흘렀다.

어째서 투신을 하게 되었는지 물어봤지만, 군 관계자였던 그들은 이상하게도 명확한 대답을 하지 못했다. 아들인 에릭은 당시 상황을 이렇게 회상했다.

'다음 날 아버지의 부고 기사를 보았어요. 기사 제목은 이랬죠, 뉴욕의 한 호텔에서 군 과학자가 떨어져 사망. 그런데 뭔가 이 상했어요. 보통 뛰어내려서 사망했다고 하는데, 여기서는 떨 어져 사망했다고 쓴 거예요. 떨어졌다? 뛰어내렸다? 그때 생 각했죠. 그들이 감추는 게 있구나.'

프랭크는 정말 스스로 삶을 마감한 걸까? 아니면 누군가에 의해 살해당한 걸까? 비밀을 밝히기 위해 30년간 진실을 찾아 싸우던 아 들은 아버지의 죽음 뒤에 국가가 수행하던 추잡하고 비밀스러운 실 험이 있었다는 사실을 알게 된다. 이 내용은 놀랍게도 실화다.

#S1.

프랭크가 사망하기 9일 전, 메릴랜드 주 서부의 딥 크리크호에 위치한 한 별장. 정장과 군복을 갖춰입은 신사들이 모여 샴페인 을 마시며 대화를 나누고 있다.

언뜻 보면 국가 고위 관직자들의 사교 모임으로 보이지만, 사실 이곳은 은밀한 약물 실험의 장이다. 미군 특수 작전단 소속의 프랭크는 모임에 참석해 CIA 요원들과 만난다.

"조국을 배신하는 이들을 이해할 수 없네."

"그건 약해서가 아니라 특정한 외부 영향에 취약해서죠. 기억하세요, 우리는 적국이 사용하는 무기를 이제 겨우 이해하는 수준입니다. 따라잡는 게 급선무입니다."

"사람이라는 존재는 생각보다 무너지기 쉽습니다. 올슨 박사님."

대화 도중 한 요원이 사람들에게 술잔을 새로 나눠준다. 프랭크는 자연스레 술잔을 든다. 하지만 그의 술잔에는 뭔가 특별한 것이 들어있다. CIA 요원이 건배사를 외친다.

"적국에게 혼란을!"

술을 마신 후 CIA 요원은 말을 이어간다.

"여러분, CIA가 새로운 프로그램에 착수했습니다. 이름은······. MK-울트라."

그 순간, 프랭크의 시야가 흐릿해지기 시작한다. 분노, 공포, 슬픔, 그리고 환희. 온갖 감정이 그의 안에서 소용돌이치는 듯하다. 바닥과 벽이 어지럽게 일렁이기까지 한다. 도대체 무슨 일이 벌어진 거지?

영화관에 간 약사

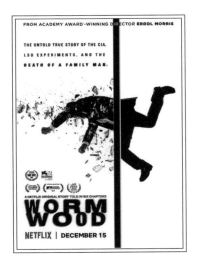

어느 세균학자의 죽음
(Wormwood)
2017

감독 : 에롤 모리스
출연 : 피터 사스가드, 몰리 파커, 크리스 천 카마고 외

"냉전에서 가장 위험한 무기는 '정보'입니다. 국가 기밀을 털어놓는 겁쟁이들이 조국의 위신을 실추하고 있습니다. 우리의 공존은 신뢰를 바탕으로 하고 오늘 밤은 신뢰를 시험하는 장이 될 겁니다. 여러분의 술에는 자백제로 쓰일 수 있는 액체가 소량 들어있습니다."

"하하하, 농담 잘하시네."

프랭크는 순간 새어나오는 실소를 참지 못하고 웃기 시작한다.

'내가 방금 무슨 말을 한 거지? 갑자기 왜 이러는 거지?'

마음 속 감정이 넘쳐흘러서 입으로 삐져나오는 기분이다. 요원이 프랭크를 쳐다보며 미소를 짓는다.

"오늘밤, 무대의 주인공은 당신이군요. 올슨 박사님."

넷플릭스 6부작 시리즈 〈어느 세균학자의 죽음〉은 실화를 기반으로 만든 다큐멘터리다. 영상은 군 과학자였던 프랭크 올슨의 사건 발생 9일 전부터 사건 당일까지의 내용을 다루고 있다.

사건을 재현한 영상 사이에 그의 아들 에릭 올슨의 인터뷰가 내레이션으로 함께 전개되어 사실감을 더해준다.

군 과학자였던 프랭크 올슨의 사망은 사건 당시 '한 개인의 우발적인 자살'로 결론 지어졌다. 그러다 1975년에 299쪽 분량의 록펠러 보고서가 발행되고, 냉전 시대에 미국 중앙정보국(CIA, Central Intelligence Agency)이 행했던 온갖 불법적인 실험과 활동이 밝혀지자 사건은 다른 국면으로 전환된다.

아버지의 죽음이 단순한 자살이 아니라는 확신이 든 에릭은 아버지의 죽음에 얽힌 비밀을 파헤치며 미국 연방 정부를 고소한다.

그 결과 프랭크가 CIA가 행했던 불법 약물 실험의 희생자였다는 사실이 밝혀진다. 프랭크를 죽음에 이르게 한 약물, 그것은 바로 'Lysergic acid diethylamide', 즉 마약으로 알려진 'LSD'였다.

신이 내린 벌

LSD의 발견은 쌀과 보리에서 생기는 '맥각균'으로부터 시작한다. 지금은 곡물이 상하지 않게 통풍이 잘되는 곡물저장창고가 개발되었지만, 과거에는 곡물을 상하지 않게 보관하는 기술이 부족했다.

그래서 쌀과 보리를 저장한 창고에 빗물이 들어가거나 습기가 차면 곰팡이가 피고 맥각균이 자라기 일쑤였다.

맥각균이 자란 곡물은 조금씩 보랏빛을 띠게 된다. 맥각균에는 '맥각알칼로이드'라는 치명적인 독성 물질이 있어서 감염된 사람은 끔찍한 고통과 함께 정신 착란을 겪으며, 사지가 썩어 들었다.

과거에는 곡식을 저장하는 환경이 좋지 못해 수확한 곡물의 1/3에 맥각균이 있었다. 배고프고 가난한 사람들은 그 사실을 알면서도 보라색으로 변한 곡식을 먹을 수밖에 없었고, 매년 수십만 명이 맥각균으로 목숨을 잃었다.

맥각균에 감염되면 가장 먼저 몸을 부르르 떨면서 발작을 일으키거나 환각과 환청을 겪는 정신 착란 증세를 보였고, 당연히 사람들의 눈에 띌 수밖에 없었다.

교회에서는 이 병을 '신이 내린 벌'이라 생각해서 맥각균에 감염된 증상을 '성스러운 불'이라고 불렀다. 환자들은 마녀사냥의 희생양이 되기도 했다.

무시무시한 증상을 가져오는 맥각균은 반대로 좋은 효능도 가지고 있었다. 아기를 낳는 것을 도와주는 산파들은 오래전부터 산모들에게 맥각균을 먹였다.

맥각균은 출산일이 다가온 산모들의 진통을 촉진시켜서 분만을 도왔고, 분만 후 출혈을 막는 지혈제 역할도 했기 때문이다.

맥각균의 이로운 효능은 산파들을 통해 전해져 내려오다가 스위스 제약 회사 산도스의 귀에까지 들어갔다. 맥각균의 가능성을 눈여겨본 산도스는 맥각균을 이용한 신약 개발에 도전한다.

산도스 소속 화학자 알베르트 호프만은 맥각알칼로이드를 변형시켜 만든 화학 물질을 실험하는 과정에서 이상한 기분과 현기증을 느끼게 하는 물질을 발견했다.

그건 맥각알칼로이드를 변형시켜 만든 25번째 샘플이었기에 'LSD-25'라는 이름을 붙였다. 그는 본격적으로 LSD-25를 실험해보기 위해 자신이 직접 0.25mg을 물에 타서 마셨다.

그러자 눈에 보이는 모든 것이 흔들리고 일그러졌다. 몸이 안 좋아진 걸 느낀 그는 곧바로 병가를 내고 조수가 운전하는 자전거를 타고 귀가했다.

하지만 집으로 돌아가는 길에도 이상 현상은 계속되었다. 이웃집 여자가 무서운 마녀로 보이기 시작했고, 온 풍경이 꿀렁거리며 그에게 밀려오는 것 같았다.

그러나 점차 끔찍한 광경이 사라지고 그 자리에 평화롭고 행복한 감정이 몰려들기 시작했다. LSD는 0.05mg만으로 환각 효과를 불러올 정도로 강력했다.

처음에는 LSD를 정신병 치료제로 사용하려 했다. 하지만 심각한 부작용 때문에 사용할 수 없었고, 결국 불법 마약류로 지정되었다.

LSD는 다른 약물보다 사용자의 생각과 감정, 청각, 그리고 특히 시각에 많은 영향을 준다. 환각 효과가 코카인의 100배, 필로폰의 300배에 달할 만큼 환각 유발로는 타의 추종을 불허한다.

LSD는 도파민을 과하게 분비시키지 않기 때문에 중독성은 적다고 알려졌다. 그러나 환각과 환청을 장기간 지속시키고, 정신 착란을 일으키기 때문에 위험하다.

LSD를 사용하면 복용 30분 이내에 환각과 환청이 시작되고, 길게는 20시간까지 지속된다고 한다. 환각과 환청을 겪는 사용자는 새로운 감각을 경험하거나, 일상적으로 느끼지 못하는 감정을 느낀다.

시각이 만화경처럼 형형색색의 반복적이고 화려한 형상으로 나타나는 특징도 있다. 때문에 LSD는 기분 전환이나 영적 체험을 목적으로 사용하는 경우가 많다.

LSD는 아주 적은 용량으로도 효과를 일으킨다. 때문에 주사보다는 물약이나 가루 형태로 복용한다. 그래서 마약상은 주로 우편처럼 작은 종이에 소량의 LSD를 묻혀서 유통시킨다.

#S2.

프랭크는 모임 후 집으로 돌아온다. 평소와 달리 어두운 안색에 아내가 무슨 일이냐고 묻지만 그는 말이 없다. 다음날 그가 조금씩 입을 열기 시작한다.

"모임에서 실수했어. 사람들이 날 비웃었고, 실험을 망쳤어."

프랭크는 모임을 다녀온 후 완전히 다른 사람이 되었다. 먹지도 자지도 않은 채 무기력하게 시간을 보낼 뿐이다.

상사인 빈센트는 보다 못해 뉴욕에 있는 정신과 의사를 추천한다. 그러나 프랭크가 군사 기밀을 알고 있다는 이유로 뉴욕으로 가는 길에 CIA 정보원들이 동행한다.

정신과 의사 에이브럼스 박사의 사무실에서 이상한 기구와 질문들로 가득한 치료가 진행된다. 하지만 그의 정신은 나빠졌으면 나빠졌지, 전혀 나아지지 않는다.

뉴욕의 호텔에서 프랭크는 CIA 정보원 2명과 같은 방에 묵는다. 그는 감시의 눈초리를 견딜 수 없다.

"정부에서 시키던가요? 저를 감시하라고?"
"박사님의 안위를 위해서입니다."

프랭크는 점점 숨이 막히는 걸 느낀다.

우리도 '세뇌' 기술을 개발해야 한다!

과학은 이성적인 학문의 영역이지만, 비이성적인 공포와 경쟁심에서 비롯되기도 한다. 냉전 당시에 각각 공산주의와 자유주의를 대표하는 소련과 미국은 자국의 과학 기술 발전을 경쟁적으로 선전했다.

하지만 타국을 향한 경쟁심과 적국이 언제, 어디서, 어떤 방법으로 우리를 공격할지 모른다는 공포심은 민간인 사찰이나 불법 약물 사용 등 불법적인 과정도 서슴지 않게 만들었다.

당시 미국은 공산주의 진영의 소련과 중국이 공산주의 사상을 전파하기 위해 뭔가 특별한 방법을 사용하고 있다고 생각했다. 특히 약물이나 의학 기술을 이용하여 개인의 가치관을 지우고 새로운 사상과 이념을 주입할 수 있다고 생각했다.

1950년에 한 미국인 기자는 중국이 홍콩에서 시행하는 개인의 사상 개조와 사고 개혁을 필두로 하는 자국민 대상 공산정책을 '세뇌(brainwash)'라는 단어로 정립하였고, 이는 미국 사회에도 널리 알려지기 시작했다.

서로가 어떤 무기를 가지고 있는지, 어떤 기술을 개발했는지 등 두 진영의 상황은 철저하게 베일에 싸여있었다. 한번 타오르기 시작한 의심의 불씨와 실체 없는 미지의 공포는 각 진영 속에서 점점 커져만 갔다.

개인의 마음을 조종할 수 있는 세뇌라는 공포가 본격적으로 미국의 뇌리에 각인된 이유는 한국 전쟁 때문이었다. 한국 전쟁 당시 많은 미군이 공산 진영에 포로로 붙잡혔다.

미군은 공산 진영의 선전 영상을 보고 기겁했다. 강인한 정신력과 애국심을 가지고 있을 거라 믿었던 수많은 미군 포로가 공산주의를 찬양하며 미국을 비판하고 있었기 때문이다.

"본인은 미군의 세균전에 초기부터 참가했습니다."
"CIA 직원에게 220kg짜리 불발탄 2개를 투하하라고 보고했는데, 이것은 세균탄을 뜻하는 용어입니다."

공산 진영은 미군이 전쟁에서 비윤리적인 생화학무기를 사용하고 있다며 그들을 비난하는 선전 영상을 송출했다.

전쟁이 끝난 후에 미군 포로들은 당시 적군의 협박과 압박 때문에 거짓으로 진술했다고 말했지만 미군은 이 상황을 다르게 받아들였다.

'분명 저 포로들은 어떤 방법으로 세뇌를 당한 것이다. 우리도 가만히 있을 수 없다. 미군도 세뇌 기술을 연구해야 한다.'

이후 CIA는 인간의 정신을 연구하기 위해 2,500만 달러라는 거금을 할당하여 프로젝트를 진행한다. 미국에서 가장 비밀스러웠던 CIA 프로그램, 'MK-울트라 프로젝트'의 탄생이었다.

MK-울트라 프로젝트는 여러 가지 작은 작전들을 포함하고 있었다. 초기에 시행된 작전인 'midnight climax'는 일반인에게 동의 없이 약물을 투여하고, 그 효과를 확인하는 실험이었다.

CIA는 일반인들의 파티에 잠입해서 사람들이 마시는 술에 LSD를 탔다. 아무것도 모르고 술을 마셨다가 LSD를 복용한 사람들은 환각 작용을 일으켜 쓰러지거나 정신 착란 증상을 보였다.

이런 비윤리적인 실험은 일반인뿐만 아니라 정신병동 환자들에게도 행해졌다. 특히 미국, 캐나다의 정신병동에서 암암리에 행한 실험으로 악명 높았던 인물 중 하나가 캐나다 몬트리올의 '알란 정신 연구소(Allan memorial institue)'에서 근무하는 스코틀랜드계 정신과 의사 이완 카메론이었다.

그는 산후 우울증이나 정신 질환을 가진 환자들을 대상으로 몰래 불법 약물을 투여하거나 검증되지 않은 의료 실험을 행했다. 그는 환자들 사이에서 '죽음의 의사'라는 별명으로 불렸다.

실제로 그는 한 천식 환자에게 정신 상태가 문제라며 세뇌 치료를 시행했다. 환자는 인슐린을 과량으로 맞아 저혈당으로 혼수상태에 빠졌고, 다른 날에는 전기 충격 치료로 발작을 일으켰다.

그 결과 멀쩡했던 환자는 눈에 초점을 잃고 정신은 유아기로 퇴화했다. MK-울트라 프로젝트는 1973년 종료되었지만, 이렇듯 많은 환자들이 세뇌 실험이라는 명목하에 희생당했다.

자유를 억압하는 약물에서 자유를 꿈꾸는 이들의 약물로

최면이나 약물, 전기 충격으로 사람의 기억을 지우고 새로운 기억을 집어넣거나 내가 원하는 방향으로 조종할 수 있는 이야기는 영화 속 단골 소재다.

놀랍게도 환각제를 이용해 사람의 정신을 지배하려는 시도는 훨씬 옛날부터 존재했다. 고대 아즈텍 문명과 마야 문명에서는 페이요트 선인장이나 환각 버섯을 이용했다. 주술사들은 환각 작용을 일으키는 식물을 생으로, 또는 음료 형태로 백성들에게 먹였다.

페이요트 선인장의 '메스카린(mescaline)', 환각 버섯 속의 '실로시빈(psilocybin)'은 강력한 환각 작용을 일으켰다. 사람들은 공간이 비틀리거나 시야가 각종 색깔로 가득 차는 환각을 봤다.

그들은 환각을 신과 교감하는 종교적 체험이라 생각했고, 지배층은 백성들의 공동체 의식과 종교적 믿음을 강화할 수 있었다.

CIA는 좀 더 강력한 방식의 세뇌를 원했다. 개인의 인격과 기억을 완전히 삭제하는 것에서 나아가 새로운 기억이나 명령을 주입하고, 새로운 인격과 가치관을 심는 실험을 했다.

이런 비윤리적인 실험이 가능했던 이유는 공산 진영과 자유 진영의 경쟁이 정점에 달했던 냉전 시대였기 때문이다.

앞서 말한 프랭크 역시 그 희생자 중 하나였다. 사건을 조사하던 기자는 이렇게 결론지었다. 프랭크는 한국 전쟁에서 생화학무기를 사용한다며 자국을 비난하다가 반동분자로 낙인찍혔다.

미군 특수 작전단 소속으로 근무하며 여러 극비 프로젝트에도 참가했던 그는 군사 기밀을 발설할 가능성이 있다고 의심받았다. 그리하여 CIA는 그를 간접적으로 살해했다.

아들인 에릭이 연방 정부를 고소하고 진실을 밝혀내고자 했을 때는 이미 늦었다. 사건 관계자들은 고령으로 사망한 상태였고, 노인이 된 에릭만이 여전히 의문을 가진 채 아버지의 죽음을 파헤쳤다.

후에 올슨 가족은 빌 클린턴 대통령으로부터 공식적인 사과를 받았지만 사건의 진실을 아는 사람은 아무도 없다. 프랭크 올슨은 진정 스스로 죽음을 선택한 것인가? 아니면 살해당한 것인가? 남아있는 것은 쓸쓸하고 비린 현실뿐이었다.

이처럼 LSD는 한때 국가기관이 개인의 자유를 억압하고 통제하려 하는 실험 물질이었지만, 이후 전혀 다른 행보를 걷는다.

제한된 감각을 넘어서는 경험을 끌어내고, 자유롭고 행복한 기분을 느끼게 하는 특성 덕분에 LSD는 반전 운동을 전개하며 '러브 앤 피스'를 추구하는 히피들과 예술가들이 애용하는 약물이 되었다.

당시 일부 예술가는 예술적 감각과 영감을 위해 LSD를 공공연하게 사용했다. LSD를 통해 경험한 초월적이고 비일상적인 감각을 그들의 작품에 담았다.

LSD로 접하는 형형색색의 시각적 감각은 패션에도 영향을 끼쳐서 색다른 무늬나 형광색이 강한 색감의 패션을 쓰는 '사이키델릭

패션'이 히피들 사이에서 유행하기도 했다.

환각, 환청, 환시로 마약 취급을 받던 LSD는 국가가 인간을 통제하고 억압하기 위해 사용되다가 나중에는 인간의 감각을 초월하고 자유를 느끼고자 하는 이들의 유행이 되었다는 점이 참으로 흥미롭다.

영화관에 간 약사

왕도 피할 수 없는 아편의 공포

<가비> <마지막 황제>

#S1.

러시아에서 기차강도로 살아가는 일리치와 따냐는 조선인이다. 누군가의 음모로 인해 가족을 잃고 쫓겨난 그들은 러시아에서 상인들의 커피를 훔쳐 생계를 이어가고 있다.

어린 시절을 함께 보내며 두 사람은 연인 사이가 되지만, 행복한 시간도 오래가지 못한다. 강도짓을 하며 훔친 금괴에 발목이 잡혀 러시아 군인들에게 붙잡히고 만 것이다.

즉결 처형 판결을 받고 이대로 끝인가 싶었지만 아니었다. 어째서? 감옥에 갇힌 일리치의 앞에 사다코라는 일본인 여성이 나타난다.

알고 보니 이 모든 것은 일리치와 따냐를 잡기 위한 일본의 함정이었다. 사다코는 일리치가 일본 상단을 따라다녀서 일본어와 러시아어에 능통하다는 사실을 알고 있다.

"나한테 원하는 게 뭐야?"

사다코가 일리치를 데리고 간 곳에 따냐가 쓰러져있다. 다행스럽게도 그녀는 살아있다. 안심하는 것도 잠시, 사다코가 따냐를 가지고 그를 협박한다.

"일본은 당신들을 잡기 위해 러시아군에 엄청난 양의 금괴를 뿌렸어요. 시키는 대로 하지 않으면 당신도, 따냐도 죽음보다 고통스러운 경험을 겪게 될 거에요."

그녀가 신호를 보내자 일본군이 주사기를 들고 따냐에게 다가간다.

"아무리 강한 여자라도 저 정도 양이면 아편 중독자가 되죠."
"그만해!"
"제안을 받아들이는 건가요?"

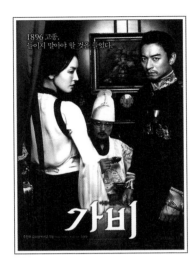

가비(Gabi)
2012

감독 : 장윤현
출연 : 주진모, 김소연, 박희순, 유선 외

"시키는 대로 할 테니 풀어줘."

일리치, 한국인 김종식은 사카모토 류스케라는 가짜 일본인 신분을 받고 일본군 장교가 된다. 커피를 잘 아는 따냐는 러시아에서 바리스타 일을 하며 조선으로 갈 기회를 노린다.
조선으로 간 따냐는 고종을 독살하고, 사카모토는 조선의 군대를 무력화한다. 이른바 '가비 작전'의 시작이었다.

#S2.
"러시아와 일본이 조선에 군대를 파견하지 않도록 비밀조약을 맺었답니다."

"조선인인가?"

"네, 저들이 나누는 말을 들었습니다. 혹시나 도움이 될까 해서."

따냐는 러시아로 파견 나온 민영환에게 일부러 정보를 흘려 그의 신뢰를 얻는다. 유능한 통역관이 필요했던 민영환은 따냐에게 조선으로 동행할 것을 권한다. 조선으로 간 따냐는 고종이 머물고 있는 러시아 공사관으로 간다.

당시 고종은 '아관파천' 이후 일본의 감시와 위협을 피해 러시아 공사관에 머물고 있었다. 그녀는 러시아 공사인 카를 베베르와 조선인 통역사 김홍륙, 그리고 손탁 여사와 만난다.

"고종이 커피를 즐긴다는 얘기를 들어본 적 있소?"

"지금까지 손탁 여사가 왕의 커피를 내렸지만, 그녀가 바빠질 것 같으니 따냐가 왕이 마실 커피를 맡아주시오. 단, 왕에 관한 것을 보고해주세요."

"저 보고 밀고자가 되라는 건가요?"

"왕의 일상을 전해주는 걸 밀고라 표현한다면 그렇소."

2012년에 개봉한 영화 〈가비〉는 장윤현 감독의 작품으로, 일리치 역의 주진모, 따냐 역의 김소연, 고종 역의 박희순이 주연인 미스터리 로맨스 영화다.

영화 제목의 '가비'는 커피의 조선식 이름이다. 소설을 원작으로 제작되었지만 영화의 내용은 실제 있었던 '고종 독살 사건'을 각색 하여 만들어졌기에 더 흥미롭게 볼 수 있다.

아름답지만 치명적인 양귀비

동양에서 '양귀비'라는 이름은 '아름다운 여성'을 상징하는 단어 다. 중국의 3대 미인 중 한 명인 '양옥환'도 우리에게 양귀비라는 예 명으로 알려졌다.

아름다운 여성을 상징하는 만큼 실제 양귀비 역시 아름다운 꽃으 로 유명하다. 세상에서 가장 아름다운 꽃을 꼽을 때 항상 나오는 품 종 중 하나다.

양귀비는 한해살이풀로서 5월에서 7월 사이에 꽃을 피운다. 새빨 간 꽃이 지고 나면 둥근 열매가 남는데, 열매의 씨앗은 빵을 만들 때 맛을 내기 위해 쓰인다.

하지만 아름다운 장미에 가시가 있는 것처럼 양귀비에도 치명적 인 독이 있다. 바로 둥근 열매에서 나오는 '하얀색 즙'이다. 열매에 상처를 낸 뒤, 즙을 모아서 잘 말리면 거무스름하고 찐득한 물질이 된다. 이게 바로 '아편'이다.

3,400년 전 메소포타미아 지역의 유적을 보면 인류가 일찍이 양귀

비를 재배한 흔적이 있다. 이란, 중동, 아프리카 지역에서도 오랫동안 양귀비가 재배되었다.

하지만 모든 양귀비가 아편을 만들 수 있는 건 아니다. 지구상에 양귀비는 30종 정도 존재한다. 그중 아편을 생산할 수 있는 양귀비는 고작 2종뿐이다.

그런데도 아편이 오래전부터 인류 역사에 함께 할 수 있었던 이유는 뭘까? 그건 바로 아편이 가장 오래된 '진통제'이기 때문이다. 아편의 진통 효과는 다른 약물보다도 뛰어나다.

진통제의 어머니, 모르핀

아편을 복용하는 방법은 여러 가지가 있다. 가공하여 주사로 놓을 수도 있고 담배로 피우기도 한다. 초창기에는 열매나 즙을 말린 뒤에 그대로 씹어서 복용했다.

일단 몸이 안 좋으면 기본으로 쓰는 약이 진통제다. 그래서 과거에 아편은 '만병통치약'에 가까웠다. 아편은 감기, 설사, 이질, 전쟁 중 생긴 상처, 수술 후 통증, 심지어 불면증과 정신병까지 치료했다.

아편에서 진통 효과를 내는 성분을 '모르핀(morphine)'이라 부르는데, 추출한 모르핀에 화학적 가공을 해서 만든 약을 '아편계 진통제' 또는 '오피오이드계 약물'이라고 부른다.

영화관에 간 약사

모르핀부터 시작해서 미국 드라마에 많이 등장하는 '옥시코돈'과 '하이드로코돈', 극심한 통증에 주로 쓰이는 '트라마돌', 아편계 약물을 치료하는 '메타돈', 그리고 최근 사회적 문제로 자주 등장하는 '펜타닐'까지. 아편이라는 부모에게서 태어난 수많은 오피오이드계 약물이 음지는 물론이고 의료 현장에서도 사용된다.

약국에서 근무하는 필자도 종종 환자에게 이런 약들을 주는 경우가 있다. 물론 단순 감기나 통증에 마약성 진통제를 처방하지는 않는다. 가벼운 통증은 타이레놀로 알려진 '아세트아미노펜' 성분이나 소염 진통제인 '비스테로이드성 항염증제'로 치료할 수 있다.

하지만 퇴행성 관절염, 류마티즘 관절염 또는 암 환자들이 겪는 극심한 통증은 일반적인 진통제로는 해결되지 않기 때문에 아편계 진통제를 처방한다.

아편계 진통제를 처음 받는 환자들이 많이 문의하는 내용 중 하나는 '마약처럼 중독되지 않느냐?'하는 것이다. 결론부터 말하자면 장기간 동안 과량으로 노출되지 않는다면 괜찮다. 아편을 수없이 개량한 이유도 약물의 의존성과 부작용, 중독을 줄이기 위함이다.

일반 환자에게는 마약성 진통제를 장기간 투여하지 않도록 처방한다. 알약 형태로 처방되는 진통제도 실제 모르핀 함량은 중독성을 최대한 줄이되, 진통 효과는 나타나도록 섬세하게 설계한다.

약을 먹지 못하는 암 환자에게 처방되는 약도 패치 형태로 제작되어 피부에 부착하는데, 피부를 통해 천천히 흡수되도록 설계됐다.

문제는 불법으로 마약성 진통제를 사용하는 경우가 많아지고 있다는 것이다. 밀수나 자체적인 제조를 통해 약물을 사용하기도 하고, 병원에서 처방받은 약을 장기간 사용하여 문제가 된다.

이처럼 수많은 문제를 일으키는 오피오이드계 약물 사용이 줄지 않는 이유가 뭘까? 답은 간단하다. 아편계 약물만큼 진통 효과가 좋은 약이 없기 때문이다.

#S3.

4살에 황제가 되었던 남자, 아이신 교로 푸이. 그는 1906년에 자식이 없던 광서제의 뒤를 이어서 청나라의 황제가 된다.

그러나 1910년, 중국의 민주주의 혁명인 '신해혁명'으로 청나라가 멸망하자 푸이는 이름만 황제인 채 자금성 안에 연금된다.

1924년에 일어난 군사쿠데타로 지긋지긋한 자금성을 나갈 수 있게 되었지만, 달리 갈 곳이 없던 푸이는 일본으로 간다. 국고에 있는 재산으로 풍족한 생활을 보내던 그는 일본특무기관원의 감언이설에 넘어간다.

일본은 만주 지역을 정복하자 '만주국'이라는 괴뢰 국가를 세워서 푸이를 만주국의 집정관으로 앉힌다. 비록 일본의 꼭두각시에 불과했지만, 그는 다시금 황제가 된다.

푸이는 만주국 건국을 기념하는 만찬 자리에서 황후인 완정의 행동이 못마땅하게 느껴지자 한 마디 내뱉는다.

영화관에 간 약사

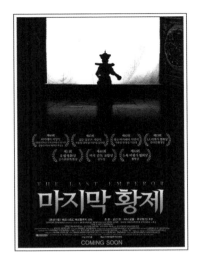

마지막 황제(The Last Emperor)
1987

감독 : 베르나르도 베르톨루치
출연 : 존 론, 조안 첸, 피터 오툴 외

"제발 황후답게 행동하세요."

"왜 저랑 잠자리를 갖지 않으시죠?"

"왜냐하면 당신이 아편 중독자니까. 아편은 내 어머니와 조국
을 망하게 했소."

푸이와 황후의 관계는 멀어진 지 오래였다. 푸이는 청나라를
버리고 만주국이라는 새로운 나라의 황제로 즉위하고자 했기
에 아편에 서서히 중독되어가는 아내는 안중에도 없었다. 사
실 완정이 아편에 손대기 시작한 것도 일본군의 계략이었다.
외로움에 서서히 미쳐가던 완정은 황제의 운전수와 불륜을
저질러 임신한다. 그녀의 출산을 맡은 일본인 의사는 갓 태어

난 아이에게 약을 주사하여 살해하고, '아이가 유산됐다'며 강제로 완정을 멀리 있는 병원에 보낸다.

1945년에 일본이 패망하자 완정은 만주국으로 돌아올 수 있었지만, 그녀는 아편 중독으로 다른 사람이 됐다. 창백하고 깡마른 얼굴에 피부는 늘어지고, 허약해진 몸을 쉼 없이 떤다.

그래도 그녀는 공관으로 돌아와 남아있던 일본군들에게 침을 뱉는다. 그들이 먹였던 끔찍한 아편의 독을 뱉어내듯이.

1988년에 개봉한 〈마지막 황제〉는 이탈리아의 감독 베르나르도 베르톨루치가 제작한 장편 영화다.

청나라의 마지막 황제였던 푸이가 신해혁명, 군사쿠데타, 만주국, 그리고 문화대혁명을 겪는 과정에서 사그라드는 청나라의 역사와 푸이 개인의 삶의 변화를 함께 조명하고 있다.

중국은 왜 마약에 엄격할까?

2023년 8월 4일, 중국 정부는 우리나라 외교부를 통해 한국인 한 명에게 사형을 집행했다는 내용을 전달했다. 그는 중국에서 마약을 유통하다 적발되었다고 한다.

한국 정부는 감면을 원했으나, 중국은 '1kg 이상의 아편이나 50g

이상의 필로폰, 헤로인을 밀수·판매·운수·제조할 경우, 사형이나 무기징역 혹은 15년 이상의 징역'을 내릴 만큼 마약 사건에는 엄격한 처벌을 내리고 있다.

중국이 마약에 엄격한 건 아편에 대해 뼈아픈 역사를 가지고 있기 때문이다. 바로 청나라 시기에 영국과 벌인 '아편 전쟁'이다.

본래 영국과 청나라는 오랫동안 무역을 통해 자국의 이익을 도모했다. 하지만 영국은 청나라로부터 값싼 노동력, 차, 의류 등을 수입하면서 이득을 보지 못했다.

그래서 영국은 어떻게든 돈을 벌기 위해 팔아서는 안 되는 약을 팔기 시작했는데, 바로 아편이었다. 아편은 청나라로 흘러들어가 백성들과 귀족들에게 퍼져나갔다.

곧 거리에 일도 하지 않고 아편만 피워대는 사람들이 넘쳐났지만 관리들은 영국으로부터 뇌물을 받고 아편 밀수를 눈감아줬다.

당시 아편 중독이 얼마나 심각했냐면, 청나라 황제 도광제의 아들 세 명이 모두 아편 때문에 사망할 정도였다. 나라가 점차 아편으로 물들어가는 것을 보고 청나라 황제는 '임칙서'라는 관리를 필두로 한 파견대를 광저우로 보낸다.

임칙서는 영국군 앞에서 아편이 든 상자를 모조리 불태웠고, 이로 인해 영국과 갈등이 발생한다. 결국 영국이 군함과 군대를 광저우로 파견해서 전쟁이 일어났다. 서구식 무기로 무장한 영국 군대 앞에서 청나라 군대는 속수무책으로 무너졌다.

아편 전쟁의 결과는 단순히 청나라가 영국에 무릎을 꿇었다는 걸 의미하지 않는다. 식민지 정복에 열을 올리던 영국, 러시아, 미국 등 여러 서구열강들조차 함부로 하지 못했던 청나라가 사실은 '종이호랑이'임을 알려주는 사건이었다.

결국 1842년 8월에 청나라는 영국과 불평등 조약인 '남경조약'을 체결하고 항구를 개항한다. 한때 홍콩이 영국에 넘어간 것도 이 조약 때문이었다. 그 후 미국, 프랑스 등 다른 열강들과도 불평등 조약을 맺을 수밖에 없었고, 청나라는 점점 망조의 길로 접어든다.

〈마지막 황제〉는 청나라가 망한 후에도 아편이 중국 사회에 얼마나 큰 영향을 줬는지 보여준다. 영화 속에서 황후 완정은 일본이 패망하자 조국으로 돌아오지만 실제 그녀의 삶은 더욱 비극적이었다.

푸이의 거짓말 때문에 완정은 자신의 아이가 궁 밖에서 잘 자라고 있다고 생각했으나, 아이는 푸이가 죽인 지 오래였다. 게다가 자신의 오빠가 아이의 양육비를 핑계로 돈을 빼돌리고 있었다.

완정은 푸이와 이혼함으로써 겨우 자유로워졌으나, 아편으로부터 해방된 건 아니었다. 그녀는 이미 심각한 아편 중독자였기에 공산당원들로부터 수감된다. 아편 없이 제정신을 유지하기 힘들었고, 약을 끊으면 심각한 통증과 복통을 겪었다.

완정의 옷은 늘 토사물과 대변으로 더러웠고, 존재하지도 않는 시종들을 향해 미친 사람처럼 고함을 지르고 울부짖었다고 한다. 결국 그녀는 누구에게도 보호받지 못하고 사망하고 만다.

아편을 쉽게 끊지 못하는 이유

아편을 섭취했을 때 우리의 몸은 어떤 반응을 보일까? 아편은 여러 가지 화학 물질로 구성됐지만, 가장 큰 변화를 일으키는 성분은 모르핀과 코데인이다. 두 성분은 뇌 속의 '오피오이드 수용체(opioid receptor)'에 작용한다.

이를 통해 우리 몸은 여러 반응을 보이는데, 가장 먼저 고통을 자각하는 경로가 차단되어 고통을 느끼지 못한다. 또한 뇌에서 도파민을 분비해서 쾌락과 편안함을 느낀다.

화학 물질이 보상 회로를 자극해서 아편을 계속 피우기도 한다. 이렇게 장기간 아편을 섭취하면 우리 뇌의 신경계는 점차 퇴화한다.

신경이 퇴화된 사람은 반응이 느려지고, 몸을 제대로 가누지 못해서 힘없이 흐느적거린다. 초점 없는 눈과 힘이 빠진 몸은 아편 중독자의 대표적인 특징이다.

또한 뇌 안에 있는 호흡 중추에도 영향을 줘서 호흡이 점차 느려진다. 다시 말해 숨을 제대로 쉬지 못한다. 정상적인 경우에는 이 과정에서 고통을 느끼지만, 아편 중독자들은 고통조차 제대로 느끼지 못하므로 질식으로 죽고 만다.

아편을 쉽게 끊지 못하는 이유는 '금단 증상' 때문이다. 아편 중독자가 갑자기 아편 섭취량을 줄이면 엄청난 신체적 고통을 경험한다.

온몸이 덜덜 떨리면서 발열, 오한 증상을 겪거나 변비, 구토, 어지

럼증 같이 아편을 하지 않으면 안 될 만큼 끔찍한 고통을 느낀다. 온 신경이 예민해져서 바람만 불어도 통증을 느낀다고 한다.

게다가 아편은 내성을 가지고 있어서 처음 1의 양을 사용한 사람은 다음에는 2의 양을 사용해야 이전과 같은 쾌락과 행복감을 느낄 수 있다. 그래서 점차 아편의 양을 늘릴 수밖에 없다.

또한 아편은 중독자의 판단력, 기억력, 결정 능력도 약하게 만들어서 이성적으로 아편에 저항하기 힘든 몸으로 만든다.

게다가 아편은 그 자체로도 상당한 독성을 갖고 있다. 아편 속 모르핀의 치사량은 대략 125mg이다. 아편에는 10~15%의 모르핀이 포함되었기 때문에 약 2g 정도의 아편을 섭취하면 죽을 수 있다.

아편의 중독성과 독성을 해결하기 위해 코데인, 펜타닐, 헤로인, 옥시코돈 등 수많은 아편계 약물들이 개발되었다. 그러나 결과적으로는 아편보다 강력한 후속작을 만드는 꼴이 되었다.

아편계 약물은 2019년을 기준으로 전 세계에서 6,200만 명이 사용할 만큼 대중적인 진통제다. 하지만 많이 사용하는 만큼 그 위험성 역시 커졌다.

전 세계에서 매년 50만 명이 약물로 사망하는데, 그중 70% 이상이 아편계 약물 때문이다. 세계보건기구(WHO, World Health Organization)에 따르면 2017년에는 약 11만 5,000명이 아편계 약물로 인해 사망했다고 한다.

커피의 역사와 효능

커피의 기원이 언제부터인지는 불분명하다. 수많은 가설 중 가장 많이 알려진 이야기는 칼디라는 목동의 이야기다.

칼디는 자신이 기르는 염소들이 때때로 팔짝팔짝 뛰어다니며 흥분하는 모습을 보고 이상하게 여긴다. 소년은 며칠간 염소들을 관찰해서 야생에 핀 붉은 열매를 먹은 뒤에 그런다는 사실을 발견한다.

그래서 직접 열매를 따먹어보니 기분이 좋아지고 피로가 사라지는 경험을 했다. 이 일화가 알려지면서 점차 커피를 즐기는 사람들이 많아졌다.

여기서 알 수 있는 사실은 커피가 특유의 향보다는 각성 작용과 흥분을 일으키는 약리적 특성으로 사랑받기 시작했다는 점이다. 본래는 커피 열매를 생으로 먹다가 아라비아의 수도사들이 커피 열매를 끓여서 액체의 형태로 마신 게 최초의 커피라고 한다.

커피는 이슬람 문화권에서 특히 큰 인기를 끌었고, 1475년에는 오스만 제국의 수도 콘스탄티노플에 최초의 커피 하우스인 '키바 한(Kiva Han)'이 개점한다.

커피 하우스, 즉 카페에서는 수많은 학자와 지식인이 모여 커피를 마시며 총명해진 기분으로 대화하고 토론했다. 오스만 제국을 통해 퍼진 커피 문화는 16~17세기에 유럽을 넘어 아시아까지 전파됐다.

우리나라에도 차 문화는 꾸준히 존재했다. 통일 신라에는 '한송정'이라는 정자에서 화랑들이 차를 마셨다는 기록이 전해지며, 고려에는 차와 술을 관장하는 '다방'이라는 말이 나온다.

오늘날 우리가 쓰는 다방이라는 단어의 기원이다. 그러나 이러한 차 문화는 일반 백성들이 아닌 귀족과 왕족들의 전유물이었다.

그러다 개화기에 본격적으로 홍차와 커피가 우리나라에 유입되기 시작했다. 외국의 사신들을 대접하기 위해 인천에 우리나라 최초의 서양식 호텔인 '대불호텔'이 생겼다.

대불호텔에 부속된 다방이 우리나라 최초의 현대식 다방이다. 지금도 인천 차이나타운에 가면 대불호텔전시관에서 그 흔적을 찾아볼 수 있다.

영화 〈가비〉를 보면 러시아 공사관에서 따냐를 맞이하는 손탁 여사가 등장한다. 손탁 여사는 조선 왕실의 일제저항운동에 많은 도움을 준 인물이다.

손탁 여사는 명성황후에게 서양의 소식과 문화, 예술 등을 알려줬으며, 고종에게 처음 커피를 소개했다. 고종은 손탁 여사를 신뢰했고, 아관파천 때 러시아 공사로 피신한 이유도 그 때문이었다.

고종은 자신을 도와준 손탁 여사에게 감사의 표시로 사저에 서양식 벽돌 건물을 지어줬고, 손탁 여사가 이를 호텔로 개조하여 '손탁호텔'이 생겼다.

손탁호텔은 당시 조선을 방문한 외국 대사들이 머무는 장소로 사용되었다. 영국 수상 윈스턴 처칠, 미국 대통령 프랭클린 D. 루스벨트 역시 손탁호텔에 머물렀다고 한다.

손탁호텔에는 커피를 제공하는 다방도 있었는데, 1902년에는 호텔을 개방하여 일반인들도 커피를 마실 수 있게 되었다.

그러나 한국 사람들이 본격적으로 커피를 마시기 시작한 건 6.25 전쟁 이후다. 주한미군부대에 납품되던 커피를 시작으로, 1970년대에 인스턴트 커피가 널리 보급되었다. 비록 커피가 한국에 보급된 지 100년도 안 됐지만, 한국인의 커피 사랑은 전 세계에서 유명하다.

시장 조사 기관 유로모니터의 '2020년 한국인 연간 커피 섭취량'을 보면 한국인의 연간 커피 섭취량은 367잔으로, 매일 1잔씩 마시는 수준이다. 이는 전 세계 평균인 161잔보다 2배 이상 많은 수치다.

사람들이 커피를 사랑하는 이유는 뭘까? 무엇보다 커피의 독특한 맛과 향 때문일 것이다. 처음에는 쓴 맛이 나지만, 그 후에 느껴지는 향긋하고 쌉쌀한 맛은 커피의 풍미를 높인다.

원두의 원산지, 원두를 볶는 방법, 추출 방법에 따라 맛과 향이 가지각색인 점도 커피를 마실 때 느낄 수 있는 즐거움 중 하나다.

하지만 한국인들이 커피를 많이 마시는 이유는 바로 '카페인' 때문이 아닐까 싶다. 카페인은 커피에 들어있는 식물성 알칼로이드의 일종으로, 각성제로 분류된다.

커피에는 각성 작용을 하는 카페인뿐만 아니라 쓴 맛을 내는 '탄닌(tannin)', 콜레스테롤 억제와 항산화 작용을 하는 '클로로겐산(chlorogenic acid)', 기관지와 혈관을 확장시키는 '테오필린

(theophylline)' 및 '테오브로마인(theobromine)' 등 여러 화학 물질
이 함유되어있다.

카페인을 복용하면 일시적으로 잠이 깨고 피로가 사라지는 느낌
이 든다. 이 덕분에 각종 사교 모임이나 사회생활에서 커피를 마시
는 시간은 하나의 문화로 자리 잡았다.

커피가 건강에 좋다는 사실 역시 널리 알려졌다. 커피가 건강에
좋은 것에는 여러 이유가 있는데, 제2형 당뇨병 위험률을 줄이고 파
킨슨병이나 전립선 암의 발병률도 줄인다는 연구 결과가 있다.

또한 신진대사율을 높여서 지방을 감소시키는 데 도움을 주기도
하고, 간질환의 발병률 감소에도 좋다. 특히 클로로겐산 같은 항산
화제가 각종 산화 스트레스나 염증을 줄이는 데 유용하다.

#S4. ||||||||||||||||||||||||||||||||||||||||||||||||||||||||||||||||||||||||||||||||||||||||||||||||||||||

고종은 따냐가 일본의 첩자임을 알고 있지만, 조선을 위한 그
녀의 진심을 확인하고 그녀를 구하고자 한다. 따냐가 사라지
자 일본 첩자들이 당황하여 웅성거린다.

"따냐가 사라졌다. 왕이 빼돌린 게 분명해."
"뭔가를 꾸미고 있어."
"독살 계획을 빼돌린 거면 큰일이야. 따냐가 우리를 알고 있는데."

일본의 첩자가 김홍륙에게 약이 든 통을 건네준다.

"커피실에 드나들 수 있는 건 어르신뿐입니다. 왕이 살아있다면 어르신의 목숨도 위험해요. 그러니 한시라도 빨리 죽이세요. 일본이 보호해줄 겁니다."

커피실에 들어간 김홍륙은 나인이 자리를 비운 사이, 커피에 흰색 가루를 탄다. 돌아온 나인은 아무것도 모른 채 커피를 들고 간다. 고종이 상궁과 함께 커피 잔을 든 순간, 문이 열리며 따냐가 들어온다.

"안 됩니다. 전하."

왕의 목숨을 위협하는 아편

〈가비〉는 실화를 바탕으로 제작된 영화다. 1898년에 일어난 '김홍륙 독차사건'이 영화의 모티브가 되었다. 때로는 현실이 영화보다 드라마틱하다.

김홍륙은 함경도 사람으로 일찍이 러시아어를 익혀서 출세의 길에 올랐다. 고종은 조선을 정복하려는 일본군에 대항하기 위해 러시아의 도움이 필요했고, 김홍륙은 당시 러시아 공사 베베르와 '조로수호통상조약'을 맺을 때 통역관으로 참여했다.

하지만 그는 조선의 이익을 우선하기보다 러시아 역관의 지위를 이용하여 자신의 사리사욕을 채우는 데 급급했다. 이에 고종은 그를 전라남도 흑산도로 유배 보냈다.

고종에게 앙심을 품은 김홍륙은 왕을 암살할 계획을 세운다. 그는 흑산도로 유배 가는 길에 공홍식이란 자에게 아편을 주면서 황제가 마시는 커피에 섞으면 거금을 주겠다고 제안했다.

이에 공홍식과 그에게 매수된 김종화는 왕이 마시는 커피에 아편을 섞었다. 두 사람 모두 임금의 수라에 접근이 가능한 사람이었기에 가능한 일이었다.

고종은 평소 커피를 자주 마시며, 마시기 전에 커피에서 느껴지는 특유의 향을 맡아보곤 했다. 그러나 여느 때와 같이 커피 향을 맡던 고종은 향이 이상한 것을 느꼈다.

그는 커피를 한 모금만 마시고 더 이상 마시지 않았다. 하지만 그와 함께 식사를 하던 순종은 커피를 다 마셨고, 결국 순종은 그 자리에서 구토를 하며 쓰러지고 말았다.

누군가 음식에 독을 탔음을 알아챈 내관들은 즉시 조사에 나섰다. 그 과정에서 신하 김한종과 하인 4명이 마찬가지로 정신을 잃고 쓰러지거나 구역질을 했다.

누군가 커피에 독을 탄 사실을 알아챈 고종은 범인을 색출했다.

범인 김홍륙과 공홍식, 김종화는 범행이 발각되어 사형을 당했다.

고종은 이번 독살 미수 사건에서 큰 해를 입지 않았지만 순종은 치명적인 피해를 입었다. 그는 피를 토하며 쓰러졌고 목숨은 구했으나 남은 평생을 끔찍한 후유증에 시달렸다.

이가 몽땅 빠져서 젊은 나이에 평생 틀니를 끼고 살아야 하는 처지가 되고 말았다. 또한 위장이 약해져서 자주 혈변을 보고 신경성 위장염을 달고 살았다고 한다.

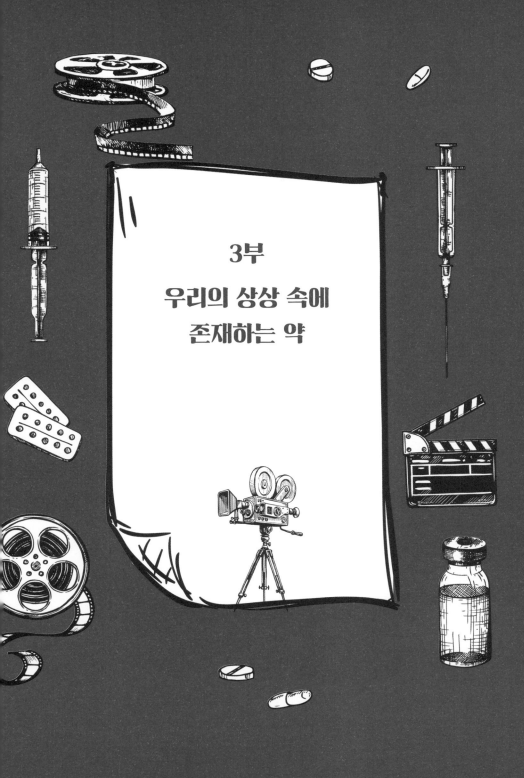

3부

우리의 상상 속에
존재하는 약

사랑의 묘약은 존재하는가?

<스파이더헤드>

'처녀들은 그것을 팬지꽃이라 부른단다. 내가 한 번 보여줬던 그 꽃을 가져와라. 잠자는 사람의 눈꺼풀에 팬지꽃의 즙을 바르면 눈을 뜨고 처음 보는 생물에게, 남자든 여자든 미치도록 혹하도록 만들 수 있단다.'

영국의 대문호, 윌리엄 셰익스피어의 희극 『한여름 밤의 꿈』에는 팬지꽃이라 하는 가상의 약초가 등장한다. 요정의 왕인 오베론은 시종인 퍽에게 팬지꽃의 즙을 자신들의 숲에 들어온 4명의 연인에게 바르라고 시킨다.

팬지꽃에는 신비한 힘이 있는데, 바로 이 꽃의 즙을 눈에 바르면 눈을 뜨고 처음 보는 사람과 사랑에 빠지게 되는 것이다.

하지만 퍽의 실수로 네 명의 연인들은 원래 사랑하던 사람과 전혀 다른 사람을 사랑하게 되면서 그들의 관계는 점점 엉망으로 변한다.

아주 오래전부터 인류는 '사랑'이라는 복잡미묘한 감정을 다룰 수 있는 약을 만들 수 있기를 바랐다. 우리가 생각하는 것보다 훨씬 오래전부터 많은 학자가 사랑을 불러일으킬 수 있는 이른바 '사랑의 묘약'을 연구했다.

타인의 마음을 얻는 것은 불치병을 치료하는 것만큼이나 어렵지 않던가? 내가 아무리 간이고 쓸개고 내준다고 해도 정작 상대는 자신에게 무관심한 다른 이에게 이끌리는 경우도 있다.

사랑은 상대를 위해 자신의 목숨까지 바칠 수 있는, 참으로 설명하기 어렵고 오묘한 감정이다. 이 위대하고 강렬한 감정을 인위적으로 불러일으킬 수 있는 약이 존재한다면 어떨까?

기록에 따르면 로마의 검투사들과 황후들은 '사랑의 감정'을 느끼기 위해 딱정벌레를 으깨 먹었다고 한다. 그러면 몸이 뜨거워지면서 의식이 흐릿해지는 기분이 들었기 때문이다. 하지만 이는 벌레의 독으로 인해 나타나는 일종의 염증 반응에 불과했다.

중세 시대에는 밤나무 추출물이나 벨라돈나에서 추출한 아트로핀, 스코폴라민처럼 의식을 흐릿하게 만들고 환각을 일으키는 식물 성분이 주로 사용되었다. 그 외에도 파리, 도마뱀 목, 동물의 성기,

박쥐 등 기이한 재료들이 사용되었지만 효과가 있는 건 없었다.

사랑의 묘약으로 유명한 인물이라 하면 프랑스 루이 14세의 정부였던 프랑수아즈 드로슈아르 드모르트마르가 있다.

훗날 몽테스팡 후작 부인으로도 불리는 그녀는 마리테레즈 도트리슈 왕비의 시녀로 궁정에 들어와서 왕의 정부 자리까지 올라간 인물이다. 그녀는 누가 봐도 매력적인 외모와 감탄할 만한 재치, 수려한 말솜씨를 가지고 있었다.

루이 14세는 한 명의 애인으로는 만족하지 못하는 엄청난 호색한이자 바람둥이였고, 그에게는 이미 루이즈 드 라 발리에르라는 첫 번째 정부가 있었다.

몽테스팡 후작 부인은 루이즈를 밀어내고 왕의 환심을 사기로 마음먹고 당시 파리에서 유명한 마녀였던 라 부아쟁을 찾아갔다. 그녀는 음지에서 귀족들로부터 암살 의뢰를 받거나 독극물을 만들어줬다.

라 부아쟁의 독극물 제조술 실력은 워낙 출중해서 정적을 제거하고픈 정치인들이나 은밀하게 사별하고 싶은 귀족들의 의뢰가 끊이지 않았다.

게다가 라 부아쟁의 특기 중 하나는 사랑의 묘약을 만들어서 마음을 사로잡는 의식을 치르는 일이었다. 그녀는 그 의식을 '검은 미사'라고 불렀다. 검은 미사는 악마에게 제사를 지내 상대의 마음을 얻는 사악한 마술이었다.

나체로 제단에 올라간 여인의 위로 갓난아기의 배를 갈라 피를 흘

뿌리는 끔찍한 제사였다. 그리고 죽은 갓난아기의 뼈와 피, 내장으로 사랑의 묘약을 만들었다.

몽테스팡 후작 부인 역시 라 부아쟁의 단골 중 한 명이었다. 그녀는 자신의 입지가 위태롭다고 느끼자 사랑의 묘약을 궁정으로 가지고 가서 10년이 넘도록 루이 14세의 식사에 몰래 넣었다.

이런 잔인하고 역겨운 약이 정말로 효과가 있었던 걸까? 놀랍게도 몽테스팡 후작 부인은 검은 미사를 지낸 다음 해에 루이 14세의 정실이 되었다. 정말로 그녀의 바람이 이루어진 것이다.

하지만 영광은 오래가지 못했다. 이후 파리에서 일어난 대규모 독살 사건으로 프랑스 왕실의 대대적인 조사가 이루어졌고, 라 부아쟁이 용의자로 붙잡혔다.

그녀는 취조 과정에서 몽테스팡 후작 부인이 루이 14세의 마음을 얻기 위해 비밀스러운 약물을 사용했다고 자백한다.

마녀로 판명되어 화형당한 라 부아쟁과 달리 몽테스팡 후작 부인은 목숨은 부지할 수 있었다. 하지만 그녀는 이 사건으로 루이 14세에게 버림받고, 결국 수녀원으로 들어가 쓸쓸히 생을 마감한다.

#S1.

범죄를 저지르고 형을 선고받은 제프는 조금 특별한 형을 선택한다. 바로 외딴섬 '스파이더헤드'의 연구 센터 겸 교도소에서 형기를 보내기로 한 것이다.

이곳은 철창도 없고 죄수복도 입지 않는다. 자유롭게 돌아다
닐 수 있고 간식도 마음껏 먹을 수 있다. 대신 그들은 한 가지
조건을 지켜야 한다. 바로 간수인 에브네스티의 실험에 참여
하는 것이다.

젊은 과학자인 에브네스티는 간수들을 이용해 개발 중인 신
약을 실험하고 있다. 신약의 정체는 바로 인간의 감정을 조종
할 수 있는 약물이다.

모든 간수들의 등에는 '모비팩'이란 기계가 붙어있다. 모비팩
은 리모컨을 조작해 안에 든 약물들을 자동 주입할 수 있도록
설계되었다.

오늘은 제프와 헤더가 실험을 받는 날이다. 둘은 소파가 있는
방에 앉는다. 에브네스티는 창문 너머로 그들을 관찰한다. 그
녀의 목소리가 어색한 정적을 깬다.

"제프, 헤더. 인사해. 혹시 스파이더헤드에 수감되기 전이나 수
감 중에 둘이 얘기해본 적 있어?"

"없어요."

에브네스티가 만족스러운 표정을 짓는다. 그리고 특유의 장난
기 어린 미소로 둘에게 질문을 던진다.

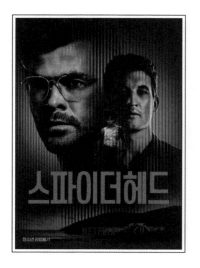

스파이더헤드(Spiderhead)
2022

감독 : 조셉 코신스키
출연 : 크리스 헴스워스, 마일즈 텔러, 저니 스몰렛, 테스 호브리치 외

"그래, 어떻게 생각해?"

"뭘요?"

"상대의 외모에 대해 말해줘. 제프부터 대답해봐. 10점 만점에 몇 점?"

초면인 사람의 외모를 면전에서 평가하라니, 가끔 보면 에브네스티는 눈치가 없는 것 같다. 제프는 최대한 헤더의 기분이 상하지 않게 대답한다.

"글쎄요…. 7.5점?"

"헤더는?"

"괜찮네요. 많으면 5점요."

헤더는 그런 건 신경 쓰지 않는 타입인 여자인 것 같다. 에브네스티가 본격적으로 실험을 시작한다.
엄격해진 실험 윤리 때문에 함부로 약을 주입할 수 없으므로, 에브네스티는 두 사람에게 약물 사용에 대한 동의를 구한다.

"제프, 헤더. N-40를 주입하는 데. 동의합니까?"
"동의합니다."

에브네스티가 리모컨으로 N-40 약물의 용량을 올린다. 밑에는 약의 별명인 '애정제'라는 이름이 적혀있다.
모비팩을 통해 약물이 주입된다. 둘은 약물이 주입되자 기분이 이상해지는 걸 느낀다. 뭐랄까? 갑자기 사랑에 빠진 것 같은 느낌? 몸이 뜨거워지며 상대가 매력적으로 느껴진다.

"헤더가 아주 에뻐 보여요. 진짜 엄청 예쁘네요."
"네, 저도 그래요."

갑자기 서로를 바라보는 두 사람의 눈빛이 달라진다. 헤더는 제프를 보며 아랫입술을 살짝 깨문다. 어쩔 줄 몰라서 수줍어

하는 미소는 손으로 가리려 해도 감춰지지 않는다.

화면 너머로 둘의 심박수가 점점 높아지는 것이 보인다. 둘은 몸을 기울여 서로에게 더욱 가까이 다가간다. 마치 이 세상에 둘밖에 없는 것처럼.

"너무 잘생겼다. 이때까지 몰랐어요."

"나도 당신처럼 예쁜 여자는 처음 봐요."

갑자기 두 사람은 키스를 하고 옷을 벗기 시작한다. 이어서 격렬한 애정 행각이 시작된다.

창문 너머로 지켜보던 에브네스티는 실험 성공에 감탄을 금치 못한다. 넋을 놓고 바라보던 조수가 자신에게도 이 약을 달라고 말한다.

약이 만들어내는 감정은 진짜인가?

영화 〈스파이더헤드〉는 '인간의 감정을 제어할 수 있는 약물이 있다면?'이라는 누구나 했을 법한 상상에서 비롯되었다.

감정을 조절하는 신약 개발 연구소 소장 에버네스티, 그리고 감옥행 대신 실험 참가를 선택한 주인공 제프와 다른 죄수들은 각자 다른 약을 접하면서 감정의 변화를 겪는다.

영화는 죄수들의 과거를 통해 '인위적으로 만든 감정'과 '과거의 기억들로 인해 간직한 감정'을 교차하여 보여주며, '과연 약물이 만들어낸 감정은 진짜 감정과 다른가?', '만들어낸 감정은 인물의 삶을 어떻게 바꾸는가?' 등의 철학적인 질문을 던진다.

영화 속 연구소에는 인간의 감정을 순식간에 바꿔주는 여러 가지 약물이 있다. 극심한 공포와 고통을 불러오는 '번뇌제', 이유 없이 웃음을 터뜨리게 만드는 '웃음꽃', 특정 사물에 대한 공포를 불러일으키는 '공포제', 자신의 기분과 생각을 유창하게 표현하게 만드는 '달변제', 마지막으로 어떠한 명령에도 순종하게 만드는 '절대복종'까지.

모두 흥미로운 약물이지만 아쉽게도 현대 뇌과학 기술로는 특정 감정에 반응할 때 뇌의 어떤 부위가 활성화되는지 관찰할 수 있는 정도에 그친다.

우리가 기쁨, 분노, 흥분, 사랑이라는 감정을 느낄 때 뇌에서 어떤 물질이 얼마나 분비되고 있는지도 명확하게 밝혀지지 않았다.

직접적인 약물 주입을 통해 특정한 감정을 불러일으키는 기술은 지금의 뇌과학 발달 수준으로는 먼 미래의 이야기에 불과하다.

하지만 특정한 반응을 일으킬 가능성이 있는 약물을 유추할 수 있다. 먼저 웃음을 만드는 약물과 유사한 물질로는 '아산화질소(nitrous oxide)'가 있다. 가벼운 향기와 단맛을 지닌 가스인데, 이 기체를 마시면 이유 없이 웃음이 터진다.

18세기에 데이비 험프리라는 화학 교수가 발견한 이 기체는 처음에는 웃음을 불러일으키는 특성 때문에 파티에서 분위기를 띄우고 사람들을 즐겁게 만들 목적으로 사용됐다.

그러나 아산화질소를 마시면 웃음이 날 뿐만 아니라, 통증에 둔감해진다는 사실이 발견되자 마취제로 사용하게 되었다.

주로 치과에서 발치 시술을 할 때 많이 사용했는데, 현대에도 소아 치과에서는 낮은 농도의 아산화질소를 이용해 아이들이 느끼는 발치의 공포를 덜어준다.

두려움을 불러일으키는 약물과 비슷한 작용을 하는 물질로 '펜시클리딘(phencyclidine)'이라 부르는 PCP나 배스 솔트, 그리고 LSD를 들 수 있다. 이 약물들은 강력한 환각과 망상, 공포를 불러일으킨다.

암페타민과 코카인 같은 중추 흥분성 마약 역시 불안감과 괴로움을 유발한다. 마약에 중독된 환자들은 영화 속 번뇌제를 주입했을 때와 비슷한 고통과 공포를 경험할 것이다.

#S2.

이번에 제프는 또 다른 실험을 위해 에버네스티와 함께 앉아 있다. 방 안에는 헤더와 세라, 두 여성이 있다. 둘 다 러브액틴의 효과로 인해 그와 관계를 가졌던 여성들이다.

"자네가 선택해야 해. 두 사람 중 한 명에게 번뇌제를 투여할

영화관에 간 약사

거야. 누구에게 투여하길 원해?"

에버네스티는 두 여성의 모비팩에 공포를 느끼게 하는 번뇌제를 넣어놨다. 제프는 누구에게 그걸 투여할지 선택해야 한다. 그는 갈등에 빠진다.

"왜, 마음이 불편해?"
"결정 못 하겠어요."
"좋아, 그렇다면 이 시험의 목적을 말해줄게. 두 사람한테 애정이 남아서 그래?"
"제 감정이요? 둘 다 좋다거나 어느 한쪽이 낫다거나 하는 게 없어요. 그냥 아무 느낌이 없어요. 분명 두 사람한테 어떤 감정을 느끼기도 했지만 이젠 흐릿하고요."
"그런데 왜 투여를 주저하지?"
"제가 경험해봐서 어떤 느낌인지 알거든요. 정말 끔찍하죠. 그런 고통은 누구한테도 주기 싫어요."

이 실험에 무슨 의미가 있을까? 제프는 회의감을 느끼고 시무룩해진다. 에버네스티가 침울해진 제프의 기분을 눈치채고 입을 연다.

"이봐, 나도 이런 방법을 쓰기 싫지만, 러브액틴에 관해 더 알아내야 해. 우리 연구로 수백만 명을 도울 수 있어. 자네 혹시 누군가를 사랑해봤어?"

"네."

"운이 좋군. 외로움은 하루에 담배 15개비를 피는 것만큼 치명적이지. 하지만 우리가 세상의 모든 담배를 없앨 수 있어. 모두가 사랑하고, 사랑받을 수 있게 되는 거지."

부부 관계를 개선하는 기적의 약

에버네스티는 자신들이 진행하는 신약 연구의 당위성을 제프에게 설파하며 사랑이 넘치는 세상을 만들 수 있다고 한다. 모두가 서로를 사랑할 수 있는 세상이라, 그럴듯하다.

세상의 수많은 전쟁과 싸움, 미움과 갈등은 사랑받고 싶지만 사랑받지 못함에 생기는 것 아닐까? 〈스파이더헤드〉 속 러브액틴이 실제로 존재한다면 어떨까? 아마 지금도 존재하는 인종, 종교 간의 갈등과 전쟁이 사라지고 사회는 배려가 넘치고 윤택해질지 모른다.

특히나 요즘같이 부부간의 이혼율이 높아지는 시기에 사랑의 묘약은 멀어진 부부 관계를 개선하고 저출생 문제를 해결하는 기적의 치료제가 될지도 모른다.

그렇다면 정말로 사랑이라는 감정을 불러일으킬 수 있는 약물은 없는 것일까? 1985년에 미국의 정신과 의사 조지 그리어 박사는 특정 약물이 인간의 갈등과 감정에 어떤 영향을 끼치는가에 대한 연구를 진행했다.

그는 총 80명의 연인을 대상으로 100회가 넘는 약물 실험을 했다. 놀랍게도 실험 대상자들은 그가 연구했던 약물을 사용한 뒤에 상대방과의 관계가 개선되는 경험을 했다.

그동안 인류가 찾아 헤맸던 사랑의 묘약이 바로 눈앞에 있었다. 다만, 문제가 하나 있다면 그게 마약이라는 점이었다. 그리어 박사가 찾은 사랑의 묘약은 바로 'MDMA(Methylene Dioxy-Methamphetamine)'로, 우리가 흔히 엑스터시, 몰리, 도리도리라고 부르는 마약이었다.

대부분의 마약이 뇌에서 '도파민'이라는 물질의 분비를 증가시켜 행복과 쾌감을 느끼게 하는 것과 다르게, MDMA는 '세로토닌'과 '노르에피네프린'이라는 약물의 분비량을 늘린다.

세로토닌은 명상할 때나 편안함, 안정감을 느낄 때 뇌에서 분비되는 신경 전달 물질이다. 그래서 MDMA를 복용하면 행복, 고양감과 더불어 안정감을 느낀다. 반면 노르에피네프린은 싸우거나 흥분할 때 분비되는 호르몬으로, 세로토닌과 반대로 흥분을 느끼게 한다.

MDMA는 1970년대에 미국의 생화학자 알렉산더 슐긴에 의해 합성되었다. 합성될 당시에는 이런 안정감과 행복이 인간의 정신을 치료해줄 것이라며 새로운 정신성 의약품으로 각광받았다.

실제로 정신과에서 참전 군인들의 '외상후 스트레스 장애(PTSD, Post Traumatic Stress Disorder)'를 치료하는 데 쓰거나 정신과 환자들에게 합법적으로 처방되는 약물이었다.

하지만 지치지 않는 흥분감을 일으키는 특성 때문에 점점 치료용이 아니라 오락용으로 사용되는 일이 많아졌다. 특히 클럽이나 파티에서 환각에 빠져 밤새 지치지 않고 놀기 위해 MDMA가 유통되기 시작했다.

약의 사용이 잦아질수록 부작용도 드러났다. 약물에 중독된 환자들은 근육이 떨리거나 메스꺼움과 갈증을 느꼈고, 심장이 빨리 뛰는 빈맥이나 발작 증상을 보이기도 했다. 어떤 이들은 우울증이 심해지거나 뇌손상을 겪기도 했다. 결국 미국 연방정부는 MDMA를 규제 약물로 지정하고 사용을 금지했다.

하지만 MDMA의 주 고객층이 아무도 예상하지 못했던 대상으로 바뀌었다. 바로 이혼 위기의 부부들이었다. 요즘은 '섹스리스', '정상적이지 못한 성생활'도 충분한 이혼 사유가 된다.

특히 중년을 넘어서 부족해지는 성관계는 부부 사이의 단절과 위기로 찾아온다. 그래서 권태기의 부부들에게 MDMA가 하나의 대안으로 떠올랐다.

흥미롭게도 세로토닌이 불러오는 감정 중 하나가 공감과 신뢰, 동정심이었기 때문이다. 또한 성적 흥분감도 증가시키기 때문에 부족했던 성관계에 열정과 지속성을 더해줄 수 있었다.

실제로 MDMA를 사용한 부부들의 말에 따르면 약을 사용하고 커뮤니케이션 장애나 성관계 문제에 도움을 받았다고 한다.

연구에 따르면 MDMA를 복용하면서 대화 요법을 병행하는 경우, PTSD 치료에 긍정적인 영향을 준다고 한다. FDA에서는 MDMA를 치료 목적으로 사용하는 방안을 검토하고 있다.

검토 결과에 따라서는 MDMA가 불법 마약이 아니라 실제 치료약으로 사용될 가능성도 있다. 한때 파티에서 쓰이던 마약이 부부간의 소통과 관계를 개선하는 치료제가 될 수 있다는 말이다.

신뢰감을 주는 호르몬이 있다고?

낯선 사람이 당신에게 다가와 거래를 제안한다.

"저에게 만 원만 주세요. 제가 3배로 불려서 드리겠습니다."

당신은 이 사람을 처음 만났다. 하지만 그는 자신 있게 돈을 3배로 불려서 갚겠다고 한다.

이때 당신은 어떻게 하겠는가? '뭐 하는 사람인 줄도 모르는데 돈을 맡긴다고? 뭘 믿고 그런 바보 같은 짓을 하지?'라고 생각하는 게 일반적인 반응일지도 모르겠다.

하지만 뉴스에서 종종 보이는 '투자 관련 사기 범죄'가 딱 이렇지 않은가? 자칭 투자자가 등장해서 자신이 백만 원으로 한 달 만에 1억 원을 만들었다, 3년 전에 투자한 땅의 가치가 100배로 뛰었다는 등 온갖 휘황찬란한 성공담을 떠들어댄다.

사기꾼이 사전에 심어둔 사람들이 주변에서 탄성을 내지르며 바람을 넣으면 제아무리 주관이 뚜렷한 사람도 흔들리지 않을까? 누구나 부자가 될 수 있다는 말에 혹하여 돈을 건네면 사기꾼은 그대로 사라진다. 고양이에게 생선을 맡기는 꼴이다.

사기꾼의 입장에서 생각해보자. 낯선 사람도 내 말을 믿게 만드는 '신뢰의 약'이 있다면? 어떤 사람이든 나의 부탁에 간이고 쓸개고 내어준다면 이보다 고마운 약이 있을까?

'상대방에 대한 신뢰'가 사랑을 구성하는 중요한 요소임을 고려해보면 이 또한 사랑의 묘약의 한 종류가 아닐까 하는 생각이 든다.

'옥시토신(oxytocin)'은 인간의 뇌에서 분비되는 호르몬이다. 옥시토신은 임신한 여성의 뇌에서 특히 많이 분비된다.

옥시토신이 분비되면 아기에게 젖을 먹이는 유방이 커지고, 자궁을 수축시켜서 분만을 유도한다. 어머니가 아이를 안고 있을 때 많이 분비되기 때문에 '모성애 호르몬'이라고 불리기도 한다.

이쯤 되면 독자들의 머릿속에서는 이런 생각이 떠오를 것이다. '그렇다면 옥시토신을 추출해서 사용하면 사랑의 묘약을 만들 수 있지 않을까?' 물론 같은 생각을 했던 과학자들이 옥시토신 호르몬을

영화관에 간 약사

합성하여 만든 향수가 있다.

인터넷에 검색하면 옥시토신 향수가 30ml에 대략 6~9만 원 선에서 판매되고 있다. 하지만 판매량이 저조한 것을 보면 사랑의 묘약으로서 효과는 크게 없는 것 같다.

옥시토신은 '신뢰의 호르몬'으로 더 많이 알려졌다. 옥시토신을 이용하여 진행된 실험들이 대부분 신뢰감과 관련되었기 때문이다.

독일과 벨기에에서 총 677명의 남성을 대상으로 진행한 실험에서 절반은 코에 옥시토신 향수를 뿌리고, 나머지 절반은 소금물을 뿌려서 실험에 참가했다.

실험 시작 때 참가자는 10달러를 받는다. 그리고 처음 만난 상대방에게 돈을 빌려줄지 말지를 결정한다.

참가자가 돈을 줄 경우, 상대방이 가진 돈은 곧바로 3배가 되어서 30달러가 된다. 이때 상대방은 절반인 15달러를 줘서 신뢰를 지킬 수도 있고, 30달러를 독차지할 수도 있다.

과연 결과는 어땠을까? 결과만 얘기하자면 '옥시토신이 상대에 대한 신뢰를 더 높여주지는 않았다'고 한다.

해당 실험은 여러 나라에서 같은 방식으로 진행되었지만 아쉽게도 아직까지 눈에 띄는 연구 결과는 나오지 않았다. 만약 옥시토신이 실제로 효과를 발휘한다면 참가자는 흔쾌히 돈을 빌려줬을 것이다.

하지만 실험 설계 측면에서 생각해봐야 할 문제가 있다. 신뢰와 사랑이라는 감정이 단순히 뇌 속의 화학적 물질을 인위적으로 조작했다고 나타나는가 하는 점이다.

또한 사랑과 신뢰라는 감정은 상대방에 대한 기억과 경험이 오랜 시간 축적되어 발생하기 때문에 약물로 만들어내는 신뢰와 사랑이 얼마나 오래 지속되는지도 알 수 없다.

그래도 이런 사랑의 묘약, 신뢰를 주는 향수가 주목받는 이유는 그만큼 많은 이들의 갈망과 바람이 존재하기 때문이 아니겠는가?

모두가 꿈꾸는 머리 좋아지는 약

<리미트리스>

#S1.

에디는 베스트셀러 작가를 꿈꾸지만 정작 능력은 없는 허풍쟁이다. 그는 집필을 핑계로 취직도 하지 않은 채 여자 친구가 주는 생활비로 골방에서 백수로 지낸다. 이러면 안 된다면서 노트북을 켜보지만 한 문장을 쓰기도 힘들다.

그렇게 몇 주, 몇 달이 흐르고 에디는 결국 여자 친구와 헤어진다. 이제는 백수에 연인도 없다는 사실이 끔찍하다. 고향으로 내려가 가업이나 이어야겠다고 생각하며 집으로 가는 길에 한 남자를 만난다.

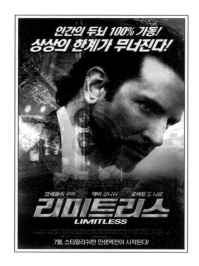

리미트리스(Limitless)
2011

감독 : 닐 버거
출연 : 브래들리 쿠퍼, 로버트 드 니로,
애비 코니쉬 외

그의 이름은 버넌. 이혼한 전 부인의 오빠다. 그와 대화를 나누던 중에 집필 얘기가 나온다.

"써야지, 써야지 하는데 밤낮으로 끙끙대기만 해."
"얼마나 썼는데?"
"한 글자도 못 썼어."
"이른바 창작의 고통이군. 그거라면 내가 도와줄 수 있지."

버넌은 주머니에서 약이 든 봉지를 꺼낸다. 마약인가? 버넌은 손사래를 친다. 그의 말로는 자신이 제약 회사의 컨설팅을 맡고 있고, 이 약은 내년에 출시될 신제품이라 한다.

영화관에 간 약사

"우리는 뇌의 20%밖에 못 쓴다는 사실을 알고 있지? 이거 한 알이면 뇌를 100% 쓸 수 있게 돼."

"나를 좀 봐. 달랑 알약 하나 먹고 팔자가 바뀌겠어?"

"밑져야 본전 아니겠어? 일단 하나 먹어봐."

에디는 버넌을 만나고 집으로 돌아오는 길에 자신의 처지에 대해 생각한다.

'나는 왜 이렇게 됐지?'

상사의 책상에 토했다는 이유로 직장에서 잘리고, 약에 중독돼서 죽어가던 이모의 약을 훔치고. 그의 인생은 정말 떨어질 대로 떨어진 상태였다. 그래, 어차피 더 내려갈 곳도 없다. 에디는 알약 하나를 입에 털어 넣는다.

인간은 정말 뇌의 10%밖에 쓰지 못할까?

"대부분의 인간은 뇌 용량의 10%밖에 못 씁니다. 만약 100%를 다 쓸 수 있다면 흥미로운 일이 생길 겁니다."

영화 〈레옹〉과 〈제5원소〉로 이름을 알린 프랑스의 감독 뤽 베송의 영화 〈루시〉에 나오는 대사다. 대학교수인 모건 프리먼이 강연에서 진지한 표정으로 말하는 대사는 얼핏 그럴듯하게 들린다.

아침에 일어나서 비몽사몽한 상태와 커피를 한 잔 마시고 난 뒤의 상태를 비교해보자. 인간은 정말 자기 뇌의 10%밖에 사용하지 않는 게 아닐까 싶을 만큼 차이가 뚜렷하다.

필자는 학교에 다닐 때 벼락치기 공부를 많이 했다. 이를 악물고 밤을 새워서 벼락치기로 절대 통과 못 할 것 같던 시험을 통과하면 순간적으로 이런 생각이 든다.

'어쩌면 우리 뇌는 실제로 해낼 수 있는 가능성의 아주 일부분만 발휘하고 있는 건 아닐까?'

'인간의 뇌 10% 가설'은 우리나라뿐만 아니라 전 세계적으로 많은 사람이 믿고 있는 이야기다. 자기계발서로 유명한 데일 카네기의 저서에도 나올 정도다. 나의 가능성이 90%만큼이나 남았다는 말은 달콤하게 들린다.

영화 〈루시〉 역시 '인간의 뇌가 남은 90%를 모두 발휘하면 어떻게 될까?'라는 의문에서 시작한다. 주인공 루시는 사고 이후에 뇌의 100%를 발휘하게 되는데, 단순히 머리만 좋아진 게 아니라 염동력과 투시 등 온갖 초능력을 쓸 수 있게 됐다. 심지어 미래를 읽고, 사물을 창조하고 바꾸기까지 한다.

우리 뇌의 가능성이란 정말 놀랍지 아니한가? 하지만 엄밀히 말하면 이는 영화 속 상상의 산물에 불과하다. 애초에 인간이 뇌의 10%만 쓰고 있다는 건 사실이 아니다.

뇌는 수많은 신경 세포 다발로 연결되어서 미세한 전기 신호가 끊임없이 흐른다. 심지어 자는 중에도 뇌는 쉬지 않고 움직인다.

현대에는 자기공명영상법(MRI, Magnetic Resonance Imaging), 컴퓨터단층촬영(CT, Computed Tomography) 등 의료영상기술의 발달 덕분에 뇌 속에 어떤 일이 일어나는지 정확하게 관찰할 수 있다.

우리가 공부를 하거나, 잠을 자거나, 밥을 먹는 등의 아주 사소한 동작을 할 때에도 뇌는 어느 한 구역도 빠짐없이 계속 활성화된다. 뇌의 각 부분은 특정한 역할을 담당한다.

길을 걷다 멀리서 친구를 보고 이름을 부르는 모습을 상상해보자. 이때 우리 뇌의 뒤쪽에 위치한 후두엽에서 시신경을 통해 전달된 전기 신호를 감지해 친구의 모습을 시각화한다.

두정엽에서 그가 있는 거리를 가늠한 다음, 뇌의 양옆에 있는 측두엽에서 그가 나의 친구라는 기억을 해석하고 인지한다. 마지막으로 언어 기능을 담당하는 전두엽에서 이름을 부른다.

사고로 뇌의 특정 부위에 손상을 입으면 말을 못하게 되거나, 성격이 변하거나, 특정 기능이 퇴화하는 것도 이 때문이다. 우리는 이미 뇌를 100% 사용하고 있는 셈이다.

만약 10%만 쓴다는 가설이 사실이고, 인간이 뇌를 100% 사용하게 된다면 뇌 자체만으로 우리 몸의 영양분과 에너지 대부분을 사용해야 하므로 다른 기관은 제기능을 하지 못하게 될 것이다.

머리 좋아지는 약 있나요?

"약사님, 우리 애가 이제 고3인데, 머리 좋아지는 약 있나요?"

약국에서 일하다 보면 비단 수험생뿐만 아니라 다양한 손님들로부터 '머리 좋아지는 약'에 대한 상담을 많이 받는다.

'머리가 좋다'는 말은 정확히 무엇을 의미할까? IQ 지수가 높은 걸 말할 수도 있고, 문제 해결력이 높은 걸 말할 수도 있다. 또는 생산성이 높거나, 창의력 또는 기억력이 비약적으로 좋은 걸 말할 수도 있다. 때로는 말을 유창하게 하거나, 암산 능력이 뛰어난 걸 두고 머리가 좋다고 표현하므로 뭐 하나를 콕 집어서 말하기 어렵다.

오래전부터 많은 이가 지혜롭고 명석한 인간이 되길 원했다. 애초에 우리는 왜 똑똑해지기를 원할까? 높은 지능, 명석한 두뇌, 빠른 사고력은 생존과 번식에 유리하기 때문이다.

과거에는 키가 크고 힘이 세다는 육체적인 조건이 생존에 가장 중요한 요소였지만, 현대 사회에 들어서면서 강한 육체보다는 명석한 두뇌가 더 중요한 요소로 자리잡았다. 머리가 좋은 사람은 사회적으로 높은 지위에 오르거나 부를 쌓기에 유리하다.

2012년에 시행된 미국 밴더빌트대학교 심리학 연구팀의 연구에 따르면 IQ가 높을수록 IQ가 낮은 사람보다 소득이 높고, 사회적으로 존경받는 직업을 가질 확률이 높다고 한다.

미국 유명 비즈니스 잡지 〈포춘〉이 선정한 500대 기업 CEO들은 대부분 인지 능력 측면에서 상위 1%를 차지한다고 한다. 심지어 스웨덴 남성 100만 명을 대상으로 한 연구 결과에 따르면 IQ가 높은 사람이 낮은 사람보다 장수하고 사망 위험도 3배나 낮다고 한다.

하지만 걱정하지 말자. 연구에 따르면 인류는 조상보다 더 똑똑해지고 있다. 세대가 지날수록 평균 IQ지수가 높아지는 현상을 '플린 효과'라고 부른다. 여러 가지 이유가 있지만 인터넷과 교육 수준의 발달, 그리고 영양 상태와 식습관 개선이 대표적이다.

그러니 '머리 좋아지는 약'을 찾기 이전에 '머리 좋아지는 식습관'을 가지는 것은 어떨까? 미국 조지워싱턴대학교의 인류학자 브라이언 리치몬드 박사는 190만 년 전에 인류의 뇌가 비약적으로 커진 것은 머리가 좋아지는 음식을 먹기 시작했기 때문이라고 주장한다.

머리가 좋아지는 음식이 뭘까? 바로 '해산물과 해조류'다. 즉 인류가 똑똑해질 수 있었던 비결은 물고기와 미역에 있다는 말이다. 실제로 물고기에는 두뇌에 좋다는 '오메가3 지방산'이 풍부하다.

오메가3에는 '도코사헥사엔산(DHA, Docosahexaenoic Acid)'와

'아라키돈산(AA, Arachidonic Acid)'이 있다.

DHA는 뇌의 신경막이 발달하는 데 반드시 필요한 물질이고, AA는 뇌세포의 유동성을 증가시키고 뇌 구성 물질로서 치매 예방에도 도움이 된다고 알려졌다.

DHA와 AA는 뇌를 구성하는 물질의 60%를 차지하는 만큼 두뇌 발달에 중요한 영양소다. 필자도 출산을 준비하는 임산부들에게 '똑똑한 아이를 낳고 싶으시다면 꼭 오메가3를 드세요'라고 한다.

또 다른 영양소는 바로 해조류에 많은 '아이오딘'이다. 아이오딘은 미네랄의 한 종류로서 어패류, 생선류, 해조류에 풍부하다. 어린 아이들의 아이오딘 섭취량이 IQ 증가에 관련이 있다거나, 아이오딘 섭취량이 적으면 정신 질환 발병률이 높다는 연구 결과도 있다.

치매약이 받는 오해

"어르신, 이거 머리 좋아지는 약이니까, 잊지 마시고 하루에 꼭 한 알씩 드셔야 해요."

치매 초기 단계의 어르신들은 어려운 말을 이해하기 힘들기 때문에 복약 지도를 할 때 최대한 쉽게 설명드린다. '머리 좋아지는 약'으로 설명하는 콜린알포세레이트 성분의 약도 그중 하나다.

똑같은 '머리 좋아지는 약'이라도 세대마다 뉘앙스가 다르다. 젊은 사람들이 말하는 머리 좋아지는 약은 엄밀히 말하면 '시험 문제를 더 잘 풀 수 있는 약'이나 '두뇌 회전이 더 빨라지는 약'을 뜻한다.

그러나 노년층은 '머리가 더 나빠지지 않는 약'을 '머리 좋아지는 약'이라 한다. 인간의 수명이 늘어나면서 세포와 기관이 노화하는 '퇴행성 질환' 환자가 증가했기 때문이다.

뇌신경과 뇌세포가 퇴화하면 신경 간 전달 물질의 양이 적어지고, 신경 자체가 손상되며, 뇌 속에 단백질 노폐물이 침착되어 '퇴행성 뇌질환'이 생긴다.

그러면 기억력이 떨어지거나 운동 능력이 감소하고, 언어 능력을 상실하는 증상이 나타난다. 우리가 두려워하는 '알츠하이머병', '파킨슨병'이 그런 종류의 병이다.

치매 초기 환자들에게 자주 나가던 콜린알포세레이트 성분의 약은 머리 좋아지는 약이라고 설명하는 것들 중 하나다. 실제로 〈리미트리스〉처럼 머리가 극적으로 좋아지지는 않지만 기억력 저하 같은 증상을 개선해주니 머리 좋아지는 약이라 할 수 있지 않을까?

콜린알포세레이트는 콜린이라는 뇌 속 신경 전달 물질의 재료가 되는 성분이다. 병원에서는 뇌기능 저하 환자의 뇌기능 개선을 목적으로 많이 사용한다.

이렇다 보니 실제 현장에서는 약물 남용 문제도 많았다. 쉬운 설명을 위해 머리 좋아지는 약이라고 말했더니 일반인들이 곧이곧대로 이해한 것이다.

　나이 드신 분들이 치매가 아닌데도 머리가 좋아지는 걸 목적으로 처방받는 경우가 많았다. 많은 환자가 의료 보험 혜택을 받으면서 비싼 의약품을 타갔기 때문에 건강 보험 재정이 악화되기도 했다.

　이런 약들은 우리가 생각하는 머리 좋아지는 약이 아니다. 그러나 만약 〈리미트리스〉에 나온 약처럼 실제로 효과가 있는 약이 등장한 다면, 퇴행성 뇌질환의 해결책이 될 수 있지 않을까?

#S2.

　에디가 약을 먹고 집에 도착하니 문 앞에 집주인의 아내가 있다. 이번 달에도 월세를 못 내겠으면 나가라는 잔소리를 듣던 중, 약발이 올라온다.

　순간 시야가 넓어지고 모든 것이 청명하게 보인다. 시계 바늘 돌아가는 소리까지 들리며 땀구멍에 맺힌 땀까지 보인다. 그녀의 가방 안에 들어있는 책은 10년 전에 봤던 책이다.

　"로스쿨을 준비하고 있나요?"

　까먹고 있던 기억이 입에서 술술 나온다. 아니, 사실은 까먹은 게 아니라 에디의 머리 속에 잠재되었던 기억이다.

　엉망인 집에 들어오자 무엇을 해야 할지 생각난다. 순식간에 집을 청소한 후 자리에 앉아 글을 쓴다. 맙소사, 글이 막힘없이 써진다! 이건 기적이야!

에디는 자고 일어난 후에 출판사로 글을 가져간다. 편집자는 자네가 어떻게 이런 대작을 썼냐고 놀란다.

'약이 더 필요해. 버넌을 찾아가자.'

에디는 버넌이 준 명함에 적힌 주소로 가서 문을 연다. 이럴수가. 버넌이 총을 맞고 죽어있다. 그 순간 에디는 범인들이 무엇을 찾고 있었는지 깨닫는다.

그는 미친듯이 집안을 뒤지며 약을 찾기 시작한다. 그리고 한 뭉치의 약봉지를 발견하고 자리를 뜬다.

약을 먹기 시작하자 그의 인생은 송두리째 바뀌었다. 나흘 만에 책 한 권을 다 쓴다. 피아노는 사흘 만에 완벽히 마스터한다. 확률을 공부해 카지노에서 돈을 따기도 한다.

한 번만 들어도 다 기억하니 어떤 이야기를 하든 유식함을 뽐낼 수 있다. 새로운 친구, 새로운 직업이 생겼다. 두려움은 사라지고 자신감이 생겼다.

'조금 더 큰물에서 놀아야겠어.'

에디는 사채업자에게 거금을 빌려 주식 투자에 나선다. 나흘 만에 5배를 불렸다. '열흘 만에 1,000만 원으로 26억 원을 번 천재 투자자'라며 신문에 그의 얼굴이 도배되었다.

성공한 헤지 펀드 매니저가 된 그는 헤어졌던 여자 친구와 재결합한다. 정말 환상적인 삶이다. 인생이 이대로만 흘러간다면 더 바랄 게 없을 정도다.

단 하나, 뭔가를 하지 않으면 터질 것 같은 이 기분만 빼고. 그의 행동은 더욱 과감하고 공격적으로 변해간다.

지나친 교육열이 부른 실수

한국처럼 교육열이 뜨거운 나라가 또 있을까? 전 미국 대통령 버락 오바마도 한국의 교육열을 예찬했을 만큼 한국인들은 자식 교육에 많은 시간과 돈을 투자한다. 하지만 무분별한 경쟁, 과도한 학벌주의는 약물 남용으로 이어졌다.

한때 대치동 학부모들 사이에서 머리가 좋아지는 약, 집중력 강화제로 불리며 음지에서 유통되던 약이 있었다. 바로 '애더럴 (adderall)'이라는 약으로 '암페타민'이란 성분이 들었다.

암페타민은 국내에서는 처방을 받을 수도, 구매할 수도 없는 약이다. 우리나라에서는 암페타민 성분의 약을 금지 약물로 지정하여 처방을 내리는 게 불법이기 때문이다.

하지만 미국에서는 불법이 아니라 미국 유학생들을 통해 유입되기도 한다. 물론 금지 약물을 반입하는 행위 역시 불법이다.

유명 걸그룹 멤버 중 한 명이 암페타민을 가지고 오다가 공항에서 적발된 사례도 있었다. ADHD 때문에 미국에서 처방받은 약물이라 해명했지만, 국내에서는 신고 후 복용해야 하는 규제 약물이다.

ADHD란 '주의력결핍 과다행동장애(Attention Deficit/Hyperactivity Disorder)'를 말한다. 아동기에 주로 나타나며, 환자는 주의력이 부족하고 정신이 산만하여 충동적으로 행동하는 모습을 보인다.

전 세계적으로 ADHD 환자에게 사용하는 대표적인 약물 2가지를 꼽자면 메틸페니데이트와 암페타민이다.

실제 ADHD 환자의 70% 이상이 약을 복용했을 때 증상이 개선되는 효과를 보였다. 약을 복용한 환자는 덜 산만해지고 충동적 행동을 자제하게 되며 집중지속 시간이 길어진다.

암페타민은 본래 천식과 비염 치료제로 개발되었지만 기존에 사용하던 약보다 억제 효과가 뛰어나지 않았다. 하지만 약을 연구하는 과정에서 특이한 효과가 관찰되었다.

바로 약을 복용한 환자가 활기차고 자신감 넘치는 모습을 보인 것이다. 또한 늦은 밤에도 잠에 들지 않고, 머리가 쌩쌩 잘 돌아갔다. 그래서 1937년에 스미스, 클라인 앤드 프렌치 사가 이 약을 '자양강장제', '에너지 영양제'란 이름으로 마케팅해서 큰 성공을 거뒀다.

특히 늦은 밤까지 공부를 해야 하는 대학생들과 경기 시간 동안 집중력을 유지해야 하는 운동선수들이 많이 사용했다. 제2차 세계대전 때는 장거리 운전을 해야 하는 비행기 조종사나 탱크 운전수들 사이에서 유행했다.

그러다가 미국 소아과 의사였던 찰스 브래들리가 암페타민이 어린이들의 ADHD 증상 완화에 효과가 있음을 발견했다. 약을 복용한 아이들은 성격이 온순해지고, 책상에 오래 앉아서 책을 읽을 수 있어서 성적도 올랐다.

하지만 집중력을 높여준다는 말에 ADHD가 아닌 사람들까지도 약을 쓰기 시작했다. 학생들이 밤늦게까지 잠을 안 자고 공부하기 위해 사용하며, 운동선수들도 시합에 집중하기 위해 사용했다. 찰리 파커나 앤디 워홀 같은 당대 유명 예술가들도 복용할 정도였다.

#S3.

성공적인 헤지 펀드 매니저로 이름을 날리던 에디에게 일생일대의 기회가 온다. 바로 거물급 투자자인 칼 밴 룬을 만나게 된 것이다.

그와 함께 일하면 어마어마한 돈을 벌 것이고, 재결합한 여자 친구와 결혼도 할 수 있다. 모든 것이 순조롭기만 하다.

'이대로만 가면⋯⋯.'

순간 에디는 어지러움에 몸을 휘청이다가 난간을 붙잡는다. 정신을 차리니 그는 복도에 나와 있다. 왜 여기에 있지? 여자 친구가 그를 보고 묻는다.

"에디, 괜찮아? 여긴 왜 나왔어?"

다음날 오후에 진행한 칼과의 미팅은 성공적이었다. 에디는 그에게 강한 인상을 심어주는 데 성공해서 다시 만나기로 약속까지 잡았다.
가벼운 마음으로 거리를 걷다가 창문을 보니, 순간 자신의 모습이 여러 개로 보인다. 주변의 시간이 너무나 빠르게 흘러가는 것 같은 기분마저 든다.
무슨 일이 있었는지 기억이 나지 않는다. 마치 TV 속 한 장면을 보듯 스스로의 모습이 이질적으로 느껴진다. 정신을 차려보니 어느새 18시간이나 지났다.

'약을 끊어야겠어.'

하지만 약을 끊으니 예전처럼 머리가 잘 돌아가지 않는다. 집중할 수 없고 기억력도 나빠졌다. 바보가 된 기분이다. 다시 만난 칼 앞에서 바보 같은 모습만 보인다. 그의 얼굴에는 실망한 기색이 역력하다.

뭔가 이상하다는 걸 느낀 에디는 버넌의 메모장을 뒤져 약을 복용했던 고객의 전화번호를 찾아 일일이 전화를 건다. 그들은 뭔가 알고 있지 않을까?

"그분은 사흘 전에 돌아가셨어요."
"글쎄요. 머리가 아프다고 하더니 지금은 중환자실에 있어요."

맙소사, 약을 먹은 사람들 중 셋이 죽고 나머지는 병원 신세를 지고 있다. 나 역시 그렇게 되는 거 아닐까? 그보다 나를 쫓아오는 사람들은 누구지? 혹시 약에 대해서 알고 있는 걸까?

천재를 만드는 약의 부작용

ADHD 치료제는 집중력을 높이고 각성 작용을 하는 노르에피네프린과 도파민을 증가시킨다는 특징이 있다. 덕분에 산만하고 집중력이 저하되는 ADHD 증상을 치료하는 데 빠르고 효과적이다.

하지만 부작용도 많았다. 입안이 마르고 위장 장애, 불면증, 체중 감소, 불안증, 흥분을 유발했으며, 심하면 발작, 심장병, 정신 질환도 일으켰다. 이런 부작용에도 한번 약을 먹은 사람은 쉽게 약에서 손

영화관에 간 약사

을 뗄 수 없었다.

환자가 요구하기만 하면 ADHD가 아닌데도 쉽게 처방했던 의료계도 암페타민 확산에 불을 지폈다. ADHD가 아닌 사람들도 암페타민을 자주 사용하고 의존하는 것이 사회적으로 큰 문제가 되었다.

결국 미국에서는 암페타민을 치료 목적으로 사용 시 주의가 필요한 '2급 규제 약물'로 등록했고, 우리나라에서는 아예 암페타민 처방을 불법으로 지정했다.

우리나라에서는 ADHD 치료에 암페타민 대신 메틸페니데이트 성분의 약을 처방하고 있다. 문제는 메틸페니데이트 역시 공부 잘하는 약으로 잘못 알려져서 남용된다는 것이다.

국민건강보험공단에서 발표한 '2022년 ADHD 약물 처방자의 거주지 자료'를 보면 ADHD 처방건수가 가장 많았던 지역은 강남, 송파, 서초였다. 우리나라에서 가장 교육열이 높은 지역이다.

전체 처방 건수는 줄어드는 반면, 입시를 준비하는 고등학교 1~3학년 나이대의 처방은 유독 증가하는 양상을 보인다.

특히 수능이 있는 10월과 11월에 처방 건수가 많다는 통계는 이 약이 학생들 사이에서 남용되고 있다는 의심을 하게 만든다.

메틸페니데이트 역시 뇌에 노르에피네프린과 도파민을 증가시켜서 ADHD 증상을 치료하지만, 정상인 사람이 약을 복용하면 여러 부작용이 나타난다.

식욕을 상실하거나 불안, 초조, 메스꺼움을 겪기도 하고, 10년 이상의 장기간 복용 시 키가 3cm 감소한다는 연구 결과도 있다.

그렇다면 약을 남용하는 많은 이의 바람대로 정상인이 ADHD 치료제를 복용하면 머리가 좋아지고, 좋은 성적을 낼 수 있을까?

이에 대해 2023년에 〈Science Advances〉 저널에 발표된 흥미로운 실험이 하나 있다. 그 실험에 대해 알아보자.

18~35세 사이의 참가자 40명은 각각 메틸페니데이트 30mg, 암페타민 15mg, 기면증이나 수면 장애에 사용하는 각성 촉진 약물 모다피닐 200mg과 가짜 약을 복용하고 어려운 수준의 문제를 풀었다.

'배낭 싸기 문제'라 불리는 문제는 제한된 시간 안에 최대한 효율적으로 배낭에 물건을 넣어야 한다.

참가자에게는 물건 여러 개와 배낭 하나가 주어진다. 각 물건들은 서로 다른 가치와 무게를 가지고 있으며, 배낭에 넣을 수 있는 무게가 제한되어 있다.

참가자는 최대한 가치가 높은 물건을 배낭에 넣되, 제한된 무게 이하로 4분 이내에 가방을 싸야 한다. 순발력과 사고력을 필요로 하는 문제인 셈이다.

과연 약물을 먹은 참가자들이 더 높은 점수를 땄을까? 결과는 흥미로웠다. 약물을 먹은 참가자들은 문제를 해결하고자 하는 의욕이 높았다. 즉 문제를 풀기 위해 더 적극적으로 배낭에 물건을 넣거나 뺐다. 답안을 제출하는 속도도 빨랐다.

문제는 답안의 품질이 가짜 약을 먹은 실험군보다 낮았다는 점이다. 즉 약을 먹으면 덜 체계적으로 변했다.

문제 해결 시도를 위한 노력은 더 많이 했지만 정작 모범 답안과 거리가 먼 답안을 냈고, 결과적으로 노력의 질 자체가 저하되는 모습을 보였다.

실험은 약물이 ADHD 환자들에게는 긍정적인 효과를 가져오지만, 정상인에게는 성적을 높이거나 머리가 좋아지는 효과보다는 부작용을 일으킬 확률이 높다는 사실을 보여준다.

일상 곳곳에 존재하는 각성제

시중에서는 여전히 '뇌 영양제', '인지 능력 개선 약물' 등의 이름으로 머리 좋아지는 약이 판매된다. 일을 효율적으로 빠르게 하고 싶은 사회적 욕망 때문에 뇌 영양제는 많은 관심을 받는다.

오늘날 이런 약들을 통틀어 '누트로픽(nootropic)'이라고 한다. 누트로픽에는 각성제, 뇌 인지 장애 개선 약물, 뇌기능 개선 영양제 등이 있으며 복용한 사람의 인지 능력, 기억력, 주의력을 향상시키거나 뇌기능에 도움을 준다.

우리는 이미 일상생활에서도 누트로픽 약물을 사용하고 있다. 대표적인 게 바로 커피 속 '카페인'이다.

카페인은 우리가 가장 많이, 그리고 가장 자주 사용하는 각성제다. 마시면 잠을 쫓아주기 때문에 우리나라 사람들의 커피 사랑은 각별하다.

또 다른 누트로픽 약물로는 담배 속 '니코틴'이 있다. 장기적으로 보았을 때 니코틴은 분명 뇌기능이나 건강에 해로운 물질이지만, 임상 연구에 따르면 흡연은 주의력과 작업 기억력을 일시적으로 개선시킨다고 한다.

병원에서 처방받아야 하는 약으로는 암페타민이나 메틸페니데이트가 대표적이다. 최근에는 '모다피닐(modafinil)'이나 '라세탐(racetam)'도 관심을 받고 있다.

모다피닐 역시 각성작용을 일으켜 ADHD 증상 치료에 사용된다. 라세탐은 치매, 알츠하이머병 환자의 인지력 개선에 사용되었으나, 복용 시 언어 학습 능력과 지능이 높아지고 정신이 총명해진다고 알려져 일반인들의 남용이 늘어나고 있다.

반면 별도의 처방 없이 영양제로 복용할 수 있는 성분도 있다. 녹차에 많이 들었다는 '테아닌(theanine)'은 뇌의 알파파를 증가시킨다고 알려졌다. 테아닌은 정신을 이완시켜 불면증에 좋은 영양제로도 알려졌지만, 집중력도 향상시킨다.

인도 전통 의학에서는 '바코파 몬니에리(bacopa monnieri)'라는 허브가 뇌기능에 도움을 준다고 알려졌는데, 실제 임상 실험에서도 영양제를 복용했을 때 ADHD 증상 감소, 정보 처리 능력 및 기억력 증가 등의 효과를 보였다.

영화관에 간 약사

그러니 성적을 올리고 싶다면 위험한 약물을 복용하는 것보다 건강하게 녹차를 한 잔 마시고 책 한 권을 더 보는 게 장기적으로 이득이라 할 수 있다.

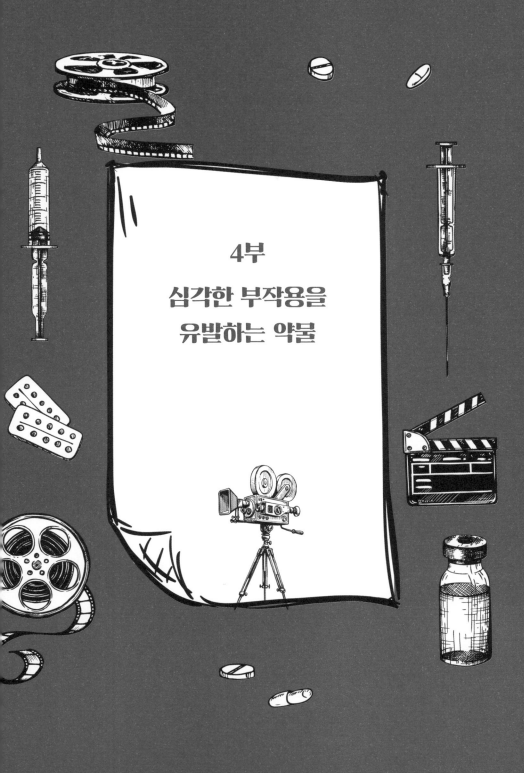

4부

심각한 부작용을
유발하는 약물

양날의 검과 같은 우울증 치료제

<사이드 이펙트>

에밀리는 주차장 벽을 향해 액셀을 밟는다. 굉음을 내며 달려
간 차는 그대로 벽을 들이받는다. 그러나 에어백 덕분에 큰 부
상 없이 근처 병원의 응급실에서 눈을 뜬다. 그의 옆에는 정신
과 의사 뱅크스가 앉아있다.

보통 차가 벽에 부딪힌 현장을 보면 운전자가 브레이크를 밟
아서 바닥에 바퀴 자국이 남는다. 하지만 경찰은 사고 현장에
바퀴 자국이 없다고 한다. 뱅크스는 직감적으로 그녀가 자살
시도를 했음을 알아차린다.

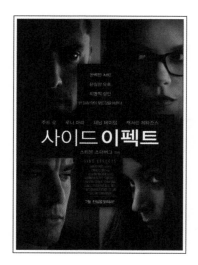

사이드 이펙트(Side Effects)
2013

감독 : 스티븐 소더버그
출연 : 주드 로, 루니 마라, 채닝 테이텀,
캐서린 제타존스 외

"자살을 시도하신 건가요? 지금도 그런 생각이 드세요? 괜찮다면 며칠간 병원에서 지내시는 건 어떤가요?"

에밀리는 고개를 젓는다.

"안 돼요. 남편이 이제 막 출소했어요. 그는 아직 수입이 없어서 제가 돈을 벌어야 해요."
"하지만 방금 자살 시도를 하셨잖아요. 이대로 보내드릴 순 없습니다."
"이제 그럴 일 없어요…. 혹시 결혼했어요?"
"네."

영화관에 간 약사

"선생님이 오랫동안 집을 비웠다가 돌아왔는데, 아내가 정신병원에 있으면 어떨 것 같아요?"

한참 고민하던 뱅크스는 에밀리에게 한 가지 제안을 한다.

"그럼 이렇게 하시죠. SSRI를 처방해드릴 겁니다. 이 약은 세로토닌이라는 신경 전달 물질에 작용합니다."
"정확히 어떤 작용을 하나요?"
"슬프다는 느낌 자체를 차단하는 겁니다. 몇 주 내로 상태가 좋아지실 거예요."

마음의 암

흔히 우울증을 '마음의 감기'라고 표현하지만, 필자는 그렇게 생각하지 않는다. 우울증은 일단 한번 자리 잡으면 한 사람의 영혼과 삶을 천천히 잠식해간다.

친근하게 지내던 지인, 연인, 가족과의 관계는 흔들거리고 오랫동안 쌓아온 커리어는 무너지기 시작한다. 밖에 나가는 일이 무서워지고 삶의 활력을 잃어 무기력하다. 밤에는 지긋지긋한 불면증으로 잠을 설치는 생활이 반복된다.

부정적인 생각은 꼬리에 꼬리를 물고, 어느새 죽고 싶다는 생각을 하루에 수백 번씩 되뇌게 된다. 결국 자살로 이어지는 무서운 질병이다. 이 정도면 우울증은 '마음의 암'이라고 표현해야 적당하다.

우울증 환자 수는 날이 갈수록 빠르게 증가하고 있다. 국민건강보험공단이 발표한 '2018~2022년 우울증 진료 인원 현황'에 따르면, 우울증으로 진료받은 환자는 2018년 75만 2,976명, 2021년 91만 5,298명으로 매년 증가했다.

가장 최근 조사인 2022년에는 100만 744명으로 처음으로 우울증 환자의 수가 100만 명을 넘어섰다. 이는 OECD 국가 중 세 번째로 빠른 증가율이다.

우울증 환자가 겪을 수 있는 가장 비극적인 결말은 자살이다. 자살은 우울증과 밀접한 관계가 있다. 게다가 우리나라는 2003년 이후부터 꾸준히 '자살률 1위 국가'라는 오명을 가지고 있다.

코로나19 팬데믹에 장기적인 경제 침체까지 겹치면서 우울증 환자는 더더욱 증가하고 있다. 마음의 암은 개인의 문제를 넘어서 사회 전반에 큰 문제로 대두되고 있다.

2013년에 개봉한 〈사이드 이펙트〉는 스티븐 소더버그 감독의 범죄 스릴러 영화다. '약의 부작용'이라는 신선한 주제를 다룸으로써 평단의 찬사를 받았다.

영화는 '약의 부작용으로 살인을 한 경우, 살인죄에 해당하는가?'에 대한 논지로 법정 공방을 주고받으며 사건의 진실을 파헤치는 의

영화관에 간 약사

사 조나단 뱅크스가 주인공으로 등장한다.

영화를 보고 있으면 미국 사회에서 실제로 벌어지는 약물 오남용, 환자의 기호에 의한 처방 변경, 제약 회사의 로비가 미치는 영향 등의 사회적 문제도 접할 수 있다.

〈사이드 이펙트〉는 실제 우울증 환자의 모습을 잘 보여준다. 보통 우울증 환자라고 하면 어두컴컴한 방구석에서 머리를 감싼 채 하염없이 눈물을 흘리는 모습을 떠올리지만, 실제 정신과를 찾는 우울증 환자 대부분은 멀쩡해 보이는 경우가 많다.

오히려 그들은 '자신이 왜 그런 행동을 했는지 이해가 안 된다', '지금 느끼는 감정이 어떤 감정인지 모르겠다'라며 정신과를 찾는 경우가 많다.

그들은 때때로 저지르는 돌발 행동을 우울증의 증상으로 인정하기 힘들고, 정신과에 대한 안 좋은 사회 인식 때문에 속으로 삭이다가 증상이 심화된 다음에야 내원하기도 한다.

CDC에 따르면 우울증은 미국인의 1/10이 앓고 있을 정도로 흔한 질병이다. 그러나 우울증의 원인은 아직 정확히 알려진 바가 없다. 일반적으로 여러 요인이 복합적으로 작용하기 때문이다.

그중 하나가 '생리학적 요인'이다. 인간의 뇌에 존재하는 수많은 신경 전달 물질은 우리의 인지, 감정, 뇌기능에 영향을 미친다. 우울증은 신경 전달 물질에 영향을 주기 때문에 대부분의 우울증 치료제는 신경 전달 물질을 조절하는 방향으로 작용한다.

또 다른 원인은 '심리 사회적 요인'이다. 우리는 살면서 이따금 우울한 감정과 마주한다. 가족 또는 친한 친구와의 사별, 경제적 어려움, 각종 사건 사고, 힘든 대인관계 등은 우리를 우울하게 만든다.

건강한 정신을 가진 사람은 감기에 걸린 것처럼 시간이 지나면서 자연스레 회복한다. 하지만 우울감이 지속적으로 작용하면 만성적인 우울증으로 이어진다.

우울증은 일단 한번 자리잡으면 쉽게 떠나지 않는다. 우울증을 경험한 환자 중 50%는 재발을 경험하고, 2번 경험할 시에는 75%, 3번 경험할 시에는 재발 확률이 90%까지 올라간다. 그래서 우울증은 조기 치료가 중요하다.

그렇다면 어떤 요인이 우울증에 가장 큰 영향을 미칠까? 첫 번째는 가족 및 직장에서의 대인관계이고, 두 번째는 경제적 문제, 그리고 세 번째는 학업이나 취업 같은 진로 문제였다.

우울증은 약물로 간단히 치료할 수 있는 질병이 아니라, 사회·환경적 개선이 병행되어야 한다. 작중에서도 '우울증이란 미래를 꿈꾸지 못하는 것이다.'라는 대사를 통해 에밀리가 겪고 있는 경제적 어려움을 암시한다.

#S2. ▪▪

뱅크스는 예전에 에밀리의 우울증을 치료했던 빅토리아 시버트 선생을 찾아간다. 시버트는 당시를 회고하며 말한다.

영화관에 간 약사

"웰부트린, 프로작, 이펙사…… 정말 고생 많았죠. 불면증, 메스꺼움, 오한 같은 부작용을 많이 겪었어요."
"전 졸로프트를 처방했는데 지켜봐야겠군요."

생각에 잠겼던 시버트가 뱅크스에게 넌지시 말한다.

"신약을 써보는 것도 좋을 것 같네요. 새로운 치료법은 환자에게 기대감을 주죠. TV 광고를 그대로 믿으니까요."

한편, 지하철을 기다리는 에밀리는 역사 벽면에 게시된 광고를 본다. 광고에는 환한 얼굴로 웃는 여자의 모습과 함께 우울증 치료제의 사진이 붙어있다. 아래에는 광고 문구가 적혀있다.

'아블릭사를 만나면 당신도 행복해질 수 있습니다.'

정말 저 약을 먹으면 이 지긋지긋한 우울증을 떨쳐낼 수 있을까? 하루 종일 검은 안개가 머릿속을 헤집으며 아무것도 못하게 만드는 기분을 겪지 않아도 될까? 적어도 지금 에밀리는 광고 속 인물과 정반대의 얼굴을 하고 있다.

'철컹! 철컹!'

지하철이 굉음을 울리며 들어온다. 에밀리는 뒤로 물러서라는 역무원의 경고도 무시한 채 선로 앞으로 걸어간다. 아무래도 심상치 않은 분위기다.

에밀리는 뱅크스에게 약을 아블릭사로 처방해달라고 요구한다. 처음에는 실제로 약효가 있었지만, 서서히 부작용이 나타나자 에밀리의 남편 마크는 약을 바꿔달라고 한다.

하지만 에밀리는 아블릭사를 주지 않으면 다른 의사에게 가겠다며 뱅크스를 압박하고, 그는 어쩔 수 없이 계속 아블릭사를 처방한다.

약도 쇼핑처럼 고르는 사람들

"씹고, 뜯고, 맛보고, 즐기고."
"감기 시작됐다. OO 마셨다!"

최근 TV를 보면 의약품 광고가 정말 많다. 특히 주부들과 노인들이 주 시청자인 오전 10~12시에는 의약품 광고가 광고 2~3개에 1개 꼴로 나올 정도다.

반복되는 문구, 시선을 사로잡는 화려한 그래픽, 친근감 있는 연예인을 앞세운 광고 덕분에 사람들은 발음하기 어려운 의약품 이름

영화관에 간 약사

을 곧잘 외울 수 있다.

그래서 요즘은 약국에서 두통, 복통 등의 증상을 말하는 게 아니라 대뜸 '연예인 누가 선전한 그 약 있어요?', '00이라는 약 있어요?'라고 물어보는 경우가 많다.

사실 TV, 신문 속의 의약품 광고는 단어 하나를 사용하는 데 굉장히 까다로운 기준이 적용된다. 만약 잇몸병이나 치주염 치료에 효과가 있다는 문구를 광고에 넣으려면 식품의약품안전처에 객관적인 연구 결과를 제시해서 허가를 받아야 한다.

그래서 근거가 부족한 일부 의약품은 연예인을 앞세우거나 외우기 쉬운 유행어 같은 문구를 사용하여 광고를 만든다. 어차피 일반인들은 차이를 알아차리기 어렵기 때문이다.

물론 소비자의 눈길을 사로잡기 위해 감각적인 광고를 만드는 것은 좋다. 하지만 실제로는 효과가 크지 않은 약품을 환자가 '만병통치약'으로 느낀다면 문제가 된다.

의약품은 우리가 약국에서 그냥 구매할 수 있는 '일반 의약품'과 처방전이 있어야만 받을 수 있는 '전문 의약품'으로 나뉜다.

여러분은 혹시 전문 의약품 광고를 본 적 있는가? 아마 일반 의약품 광고는 많이 봤어도 전문 의약품 광고는 본 적 없을 것이다. 전문의약품 광고를 게시할 수 있는 곳은 의사, 약사들이 보는 신문이나 잡지 등으로 한정되어있기 때문이다.

대중 광고에서 전문 의약품 광고를 금지하는 이유는 뭘까? 전문 의약품은 일반 의약품과 달리 약효도 강하고 부작용 위험성도 높다. 따라서 전문가인 의사나 약사의 판단하에 처방되어야 한다.

전문 의약품이 일반 소비자에게 전달되면 일반인들은 '저 약만 먹으면 병이 나을 것이다.'라는 잘못된 기대감을 품을 수 있다. 또 해당 의약품을 선호하여 잘못된 처방을 유도하고, 이는 결국 환자 본인의 건강에 악영향을 끼친다.

그래서 한국에서는 대중광고로 전문 의약품을 선전하는 것을 엄격하게 금지한다. 하지만 대중매체에서 전문 의약품 광고를 할 수 있는 나라가 딱 두 군데 있다. 바로 미국과 뉴질랜드다.

〈사이드 이펙트〉에 묘사된 것처럼 미국에서는 TV, 신문, 잡지 광고나 지하철 광고판에서도 우울증 약, 다이어트 약 같은 향정신성 의약품 광고를 쉽게 볼 수 있다.

미국 제약 회사는 TV, 잡지 광고비로 천문학적인 금액을 투자한다. 그 규모가 40억 8,000만 달러로 한화로 5조 2,900억 원이나 된다. 제약 회사가 광고에 거액을 투자하는 이유는 전문 의약품 광고로 그만큼 큰 이득을 챙길 수 있기 때문이다.

전문 의약품을 소비자에게 직접적으로 광고하면 환자는 약효에 대한 기대감을 품고 의사에게 해당 의약품을 처방해달라고 요구한다. 환자의 요구를 따르지 않으면 다른 의사를 찾아갈 테니 의사는 그대로 처방할 수밖에 없다.

광고로 큰 이득을 본 전문 의약품 중 하나가 바로 ADHD 치료제

영화관에 간 약사

다. 얀센과 샤이렌은 ADHD 치료제를 광고하기 위해 ADHD 캠페인까지 여는 등 엄청난 비용을 투자했다.

약물 치료를 받는 아동의 수가 1990년 60만 명에서 2000년대 350만 명으로 급증한 걸 실제 발병률이 늘어났다고 봐야 할까, 아니면 자녀가 ADHD일지도 모른다며 부모들에게 불안감을 주입해서 처방을 유도한 제약 회사의 마케팅 때문으로 봐야 할까?

FDA 조사에 따르면 전문 의약품 광고의 90%는 객관적이고 전문적인 연구 결과에 기반하지 않고, 소비자의 감정에 호소한다.

행복해 보이는 사람들의 사진을 사용한 광고는 소비자의 공감을 일으킬 수는 있지만, 실제로 어떤 효과가 있고 병이 어느 정도 개선되는지에 대한 객관적인 정보는 전달하지 않는다.

필자도 요즘 약국에서 TV 광고를 보고 방문한 환자들을 많이 만난다. 동일한 성분 및 효과를 가진 약을 추천해도 환자는 자신이 광고에서 본 약만을 고집해서 안타깝고 답답한 경우가 종종 있다.

일반 의약품 광고로도 이렇게 골치가 아픈데, 전문 의약품 광고까지 했다면 얼마나 아찔했을까 하는 생각이 든다.

#S3.

에밀리는 아블릭사를 처방받은 뒤로 우울증이 개선되고 있다고 말한다. 예전의 웃음을 되찾았고 요즘엔 잠도 잘 잔다고 한다. 하지만 에밀리의 남편 마틴은 영 꺼림칙하다. 에밀리가 몽유병 증상을 보였기 때문이다. 한밤중에 일어나서 음악을 틀지를 않나, 심지어 식탁에는 아침까지 차려 놓았다.

"여보, 지금 뭐 하는 거야?"

마틴이 에밀리에게 묻지만 그녀는 넋이 나간 표정으로 유리잔에 우유를 따를 뿐이었다. 마틴이 뱅크스에게 다른 약을 처방해달라고 부탁하지만, 에밀리는 아블릭사를 고집한다.
마틴이 늦은 밤에 귀가하자 요리를 하는 에밀리의 모습이 보인다. 그는 남들 다 자는 시간에 파프리카를 써는 아내 때문에 속이 터질 지경이다.

"그놈의 약 때문에 못 살겠다. 또 몽유병이야?"

마틴이 에밀리에게 다가가 그녀를 부른다. 그런데 갑자기 에밀리가 손에 든 칼로 마틴의 배를 찌르는 게 아닌가!
갑작스러운 공격에 당황한 마틴은 뒷걸음질로 도망치지만, 그의 등에 칼이 꽂힌다. 마틴은 피를 흘리며 바닥에 쓰러진다.

"에밀리, 도와줘."

영화관에 간 약사

에밀리는 피투성이가 된 남편이 바닥을 기어가며 절규해도 그저 멍하니 바라볼 뿐이다. 에밀리는 마틴이 숨을 거두자 아무 일도 없었던 것처럼 방으로 돌아가 침대에 눕는다.

만약 여러분이 우울증에 걸린다면 어떤 약을 처방받을까? 〈사이드 이펙트〉에서 뱅크스가 처음으로 권한 SSRI는 실제로도 우울증 환자의 90%에게 처음으로 처방되는 약이다.

SSRI는 우울증 치료제의 한 종류로, '선택적 세로토닌 재흡수 차단제(Selective Serotonin Reuptake Inhibitor)'라고 한다. 우리 뇌에 분비되는 수많은 신경 전달 물질 중 세로토닌만 선택적으로 증가시키는 약물이다.

과거 우울증 치료제로 사용했던 다른 약물들보다 안정성이나 효과면에서 우수하여 가장 많이 사용된다. 하지만 자의적으로 복용을 중단하면 우울증 재발 위험성이 커지므로 유의해야 한다.

필자와 비슷한 연배의 독자라면 세로토닌을 다룬 책과 방송이 큰 인기를 끌었던 기억이 있을 것이다. 세로토닌은 우리 몸이 편안한 상태에서 분비되는 물질이라고 알려졌다.

그래서 체내 세로토닌의 양이 증가하면 우리는 머릿속이 차분해지는 걸 느낀다. 또한 세로토닌은 우리의 자율 신청과 근육에도 영향을 주기 때문에 세로토닌 분비량은 적정량을 유지해야 한다.

부작용이 초래한 끔찍한 결말

세로토닌을 증가시키는 SSRI는 안전하고 효과적이라고 알려졌기에 대부분의 정신과에서 우울증 환자에게 가장 먼저 처방하는 약이다. 하지만 장기적으로 복용할 때 생기는 여러 가지 부작용 사례가 보고되고 있다.

가장 흔한 부작용은 오심, 구토와 같은 위장 질환이지만, 그 이상의 심각한 부작용 사례를 보고 있노라면 정말 SSRI가 초기 우울증 약으로 적당한지 의심스럽다.

외국에서 68세 여성이 '뇌가 타버릴 것 같은 혼란'을 호소하며 발코니에서 뛰어내려 사망한 사례가 있는가 하면, 15세 소년이 병원에서 퇴원한 이튿날 기차선로에 걸어 들어가서 사망한 사례도 있다. 이처럼 전 세계적으로 부작용 사례가 보고되고 있다.

〈사이드 이펙트〉의 에밀리 역시 몽유병 상태에서 남편을 칼로 찔러 살해한다. 에밀리에게 약을 처방한 뱅크스를 조사하던 형사는 이렇게 말한다.

> "이 사건은 둘 중 하나로 결론날 겁니다. 에밀리가 살인자거나,
> 의료 사고의 희생자가 되는 거죠."

실제로 이런 일이 일어난다면 어떤 결과가 나올까? 무의식 상태

에서 남편을 살해한 에밀리는 살인자일까? 아니면 약물 부작용의 희생자일까? 회사는 아무런 책임을 지지 않아도 될까?

2001년에 미국에서 일어난 '도널드 셸 사건'을 살펴보자. 평소 우울증을 앓던 60세 남성 도널드는 유명한 항우울제인 '팍실(paxil)'을 복용 중이었다. 그러던 어느 날, 그는 자신의 아내와 딸, 그리고 손녀까지 총으로 쏴서 살해하고 그 자리에서 자살하고 만다.

도널드의 사위는 그가 평소의 2배나 되는 양의 약물을 복용했다는 사실을 발견하고 유가족들과 함께 팍실을 만든 제약 회사를 상대로 소송을 건다. 환자가 가족을 살해한 원인이 약물 부작용 때문이었다는 것이다. 그는 소송을 하며 이렇게 말했다.

> "저희는 항상 사랑스럽고 인자했던 사람을 한순간에 살인자로 돌변하게 만드는 약의 부작용을 알리기 위해 재판을 신청했습니다."

오랜 시간 동안 제약 회사와 유가족들 간의 팽팽한 법정 공방이 이어졌다. 과연 어떤 판결이 났을까? 배심원단은 재판 끝에 제약 회사가 유가족들에게 640만 달러를 배상해야 한다고 판결 내렸다.

배심원은 팍실이 복용자에게 자살 충동이나 살인 충동을 일으킬 수 있고, 이 경우 약물이 사망의 원인이 될 수 있다고 판단했다. 약물이 살인 사건에 책임이 있다고 본 최초의 판결이다.

모든 약에는 부작용이 있다. 구역질, 복통, 현기증, 발진처럼 비교적 사소한 경우가 대부분이지만, 때로는 앞의 사례처럼 이해하기 힘든 부작용을 유발하기도 한다. 그리고 부작용은 약을 복용하는 사람이라면 누구든지 겪을 수 있다.

치료를 위해 복용했던 약이 끔찍한 재난으로 다가온다면 그것은 누구의 책임일까? 약을 만들고 연구한 제약 회사의 책임인가? 약을 처방한 의료인의 책임인가? 약을 선택한 환자의 책임인가?

영화관에 간 약사

불법 스테로이드가 남긴 고통

<페인 앤 게인>

#S1. ‖‖

다니엘 루고는 헬스에 미친 놈, 이른바 '헬스 매니아'다. 헬스 트레이너로 일하는 그의 몸은 튼튼하고 건강미가 넘친다. 울룩불룩한 대흉근과 핏줄이 드러나는 전완근은 남성성을 상징하며, 인간의 야성을 그대로 보여준다.

다니엘의 마인드는 야성적인 몸만큼이나 공격적이다. 그의 머릿속은 성공에 대한 야망과 자신감으로 가득 차 있다. 다니엘은 성공을 위해 수단과 방법을 가리지 않는다.

처음에는 허풍 가득한 세 치 혀를 놀려서 사업을 했다. 투자자들의 돈을 잘못 쓰는 바람에 법의 심판을 받기는 했지만……. 뭐, 성공이 그렇게 쉽다면 재미없지 않겠는가?

그는 이제 헬스 트레이너로 성공을 거머쥐려 한다. 다니엘이 헬스장에서 개인 트레이닝을 지도하는 회원 중에 빅터 커쇼라는 이민자 출신의 사업가가 있다.

그는 콜롬비아에서 미국으로 넘어와 부를 거머쥔 자수성가 사업가다. 대머리에 늙었고, 냉혈한에 돈에 환장한 그는 자기 고향 땅도 아닌 미국에서 호의호식한다.

빅터는 샐러드를 먹으라는 조언에 '샐러드는 가난한 놈들이나 먹는 음식이야.'라며 폄하하고 자기보다 아래라고 생각하는 이들에게 욕과 음담패설을 서슴지 않으며, 시도 때도 없이 재력을 과시하는 이른바 '재수 없는 녀석'이다.

빅터의 곁에서 바벨을 들어주고 그의 넋두리를 들어줘야 하는 다니엘은 점점 냉혹한 자본주의 사회의 현실을 자각하며 자신의 처지를 한탄한다.

그는 성공하고 싶지만 미국의 계급 사다리는 빅터 같은 녀석들 때문에 공고하게 유지되고 있다. 그때 그는 성공학 강연에서 만났던 조니 우의 조언을 생각해낸다.

'루저가 되지 마요! 위너가 되세요. 당신은 루저입니까? 위너입니까?!'

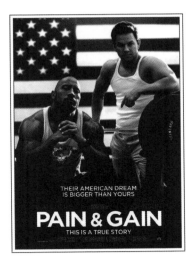

페인 앤 게인(Pain and Gain)
2013

감독 : 마이클 베이
출연 : 마크 월버그, 드웨인 존슨, 안소니
마키 외

그래, 나는 위너다. 위너가 되고 싶다. 다니엘은 빅터를 바라
며 생각한다.

'저 녀석을 납치해서 있는 돈을 다 털어먹어야겠다.'

그러기 위해선 함께 일할 동료가 필요했다. 가장 먼저 생각난
건 그의 친구 아드리안 두발이다.

탈의실로 들어서니 아드리안이 엉덩이에 주사를 놓고 있다.
이미 여러 번 해본 솜씨인지 한 손으로 주사기를 들고 능숙하
게 자세를 잡는다.

약병에는 '근육 주스(muscle juice)'라는 은어가 적혀있다. 하지만

모두 그게 무엇을 뜻하는지 안다. 바로 '아나볼릭 스테로이드'다.

"호오, 아드리안이 약을 빨고 있네."
"닥쳐, 루고."

더 크고, 더 강한 근육을 위해

1990년대의 미국 사회를 한 마디로 정의하면 '풍요로운 10년'이었다. 경제 성장률은 꾸준히 4%대를 유지했고 세계 1위의 강국으로 우뚝 선 미국은 멈추는 법을 모르는 기차 같았다. 매년 새로운 일자리가 생겨났고, 모든 가정은 풍요로웠다.

덕분에 사회 문화적으로 다양한 유행과 정서가 생겨나기 시작했고, 그중 하나가 바로 '피트니스 산업'이었다. 경제적으로 여유가 생긴 미국인의 관심은 '어떻게 건강하고, 멋지고, 아름다운 몸을 가꿀 수 있을지'로 이어졌다.

헬스클럽에 가서 러닝머신을 뛰고, 아령을 들고, 레깅스를 입고 에어로빅을 하는 모습은 더 이상 부유층들의 전유물이 아닌 미국인의 일상으로 자리잡았다.

미디어에서는 근육질의 미남미녀를 '이상적인 신체'로 보여주며 사람들의 미적 기준을 상향시켰다. 많은 사람들이 더 쉽고 간편하게 윤곽이 드러나는 멋진 근육을 가지길 원했다.

특히 미적으로 근육을 키우고 몸을 가꾸는 '보디빌더'들에게 더 크고, 더 강한 근육을 만드는 건 숙명과도 같았다.

하지만 인체가 가질 수 있는 근육량의 한계는 개개인마다 달라서 아무리 무거운 바벨을 들고 하루 종일 운동을 해도 만들 수 있는 근육량에는 한계가 존재했다.

고민하는 보디빌더들에게 암흑에서 손을 내밀며 유혹하는 존재가 있었다. 바로 '아나볼릭 스테로이드(anabolic steroid)'였다. 이 악마의 약은 보디빌더들에게 달콤한 결과를 가져다줬다.

약을 복용하면 근육량이 획기적으로 증가했다. 운동을 적게 해도 근육이 쉽게 붙었고, 한계 이상의 몸을 만들어 주었다. 반대로 지방은 줄어들어 근육의 결 하나하나가 눈에 보일 정도로 멋진 몸매를 만들 수 있었다.

이번까지만 맞고 그만두자고 생각하지만 한번 약물의 효과를 본 후에는 잊을 수가 없다. 그렇게 '한 번만 더, 마지막으로 딱 한 번만 더.'라며 약물을 지속적으로 복용해서 이상적인 육체를 완성한다. 약물을 끊으면 몸이 원래대로 돌아가니 또다시 약물을 투여한다.

'단백질 동화 약물', '스테로이드 약물', '남성 호르몬' 등으로 알려진 아나볼릭 스테로이드는 우리나라에서 한동안 사회적 문제였다.

2019년에 한 보디빌더가 불법 아나볼릭 스테로이드를 사용했음을 고백했던, 이른바 '약투 운동'을 시작으로 수많은 보디빌더가 불법 약물을 사용했음이 드러났다.

심지어 보디빌딩 대회에 입상을 한 선수들 중에도 약물을 사용한 사람이 있었다. 불법 약물 사용은 미국 같은 나라에서나 있을 줄 알았는데, 정작 우리나라 피트니스 업계에도 불법 약물이 만연한다는 사실을 알려주는 사건이었다.

필자에게도 불법 약물과 얽힌 사건이 있다. 한때 운동에 관심이 생겨 생활스포츠지도사 자격증을 준비하던 시기였다. 자격증을 취득하려면 헬스장에 가서 '실습 과정'을 거쳐야 했다.

실습 과정에서 현직 트레이너로부터 다양한 이야기를 들을 수 있었다. 그러다가 스테로이드 이야기가 나왔는데, 트레이너가 '뭐, 이쪽 일을 하면 다들 한 번쯤은 쓰니까.'라며 너무 당연한 듯이 약물 사용을 언급하는 모습을 보고 충격을 받았던 기억이 난다.

그 후 약투 운동을 통해 불법 약물 사용이 도마 위에 올랐지만, 정작 불법 약물을 사용하는 '로이더'들이 반성이나 죄책감은커녕 자신들의 모습을 노력의 일환으로 미화하는 걸 보며 불법 약물이 우리 사회에 얼마나 뿌리 깊게 박혀있는지 알 수 있었다.

#S2.

빅터를 납치하자는 다니엘의 제안을 듣고 집으로 돌아온 아드리안. 울적한 기분을 환기시키기 위해 포르노를 튼다.

그런데 뭔가 이상하다. 남자라면 당연하게 반응을 보여야 하

영화관에 간 약사

는데 자신의 성기가 너무나 조용하다.

'설마, 아니겠지.'

아드리안은 불길한 낌새를 느끼고 비뇨기과를 찾아간다. 의사를 만나기 전에 간호사가 차트를 들고 아드리안에게 몇 가지 질문을 한다.

"아드리안 씨, 혹시 스테로이드를 사용하시나요?"

아드리안은 흠칫 놀란다.

"아니요……."
"정말요? 최근 스테로이드 주사를 맞은 게 언제죠?"
"월요일인가?"
"어제군요. 차트에 적어둘게요."
"전 망했어요. 약이 날 엉망으로 만들어놨어요."
"네, 아마도 남성 호르몬 부작용 증세를 보이는 것 같아요. 여기선 흔한 일이에요."

아드리안이 눈물을 흘린다. 멋진 몸을 만들기 위해 약물을 사용한 걸 후회하지만 이제 와서 어쩌겠는가?

그때 의사가 들어와 차트를 들여다본다. 마치 아드리안 같은 환자를 질리도록 봤다는 듯이 말한다.

"스테로이드 남용에 기인한 발기 부전이네. 하지만 걱정 마세요. 이 약물을 성기에 잘 주입하면 고등학생 때처럼 싱싱한 발기력을 유지할 거요."

"치료가 비싼가요?"

"흐음, 비싼 값은 분명히 하죠."

이제 아드리안은 빅터를 납치해야만 하는 이유가 생겼다. 잃어버린 그의 남성성을 되찾기 위해서 돈이 필요하다. 그것도 아주 많이.

아나볼릭 스테로이드의 등장

아나볼릭 스테로이드가 등장하게 된 배경에는 '남성의 정력 강화'를 연구하던 수많은 과학자가 있다.

독일의 생리학자이자 생물학자인 아놀드 아돌프 베르톨드는 수탉의 고환을 제거하자 의기소침해지고 근육이 줄어드는 모습을 보고,

고환 안에 남성성을 키워주는 물질이 있다고 생각했다.

그는 이번에는 다른 수탉의 배에 고환을 이식했다. 그러자 이식을 받은 수탉은 근육량이 늘어나고 몸이 커지는 모습을 보였다. 닭의 고환에 있는 물질은 바로 '테스토스테론'이라 하는 남성 호르몬이었다.

남성 호르몬은 인체에서 자연적으로 합성되는 물질이지만 적은 양으로 큰 효과를 가져왔다. 이를 바탕으로 후에 화학자 아돌프 프리드리히 요한 부테난트와 레오폴트 라보슬라프 스테판 루지치카가 합성 테스토스테론 주사를 발명했다.

테스토스테론을 얻기 위해 동물의 고환을 희생시킬 필요 없이 화학 물질 합성을 통해 남성 호르몬을 증가시키는 약물을 만들 수 있게 되었다. 최초의 아나볼릭 스테로이드의 등장이었다.

테스토스테론은 우리 몸에서 중요한 역할을 한다. 특히 2차 성징 때 신체를 발달시키고, 근육을 늘리는 역할을 하며, 음모와 겨드랑이에 털이 자라도록 만든다.

또한 성기능과 욕구를 적절히 발달시키고 골밀도를 늘리는 역할도 하며, 여성의 월경 주기에도 영향을 끼친다고 알려졌다.

아나볼릭 스테로이드는 인공적으로 합성한 화학 약물이지만 인체 내부에서 테스토스테론과 유사한 작용을 한다. 처음 아나볼릭 스테로이드가 발명되었을 때, 이 약은 선천적으로 성호르몬 분비가 부족하거나 근육이 부족한 환자들을 위해 쓰였다.

현재도 아나볼릭 스테로이드는 치료 목적으로 사용된다. '남성 갱년기 환자'에게 사용하는데, 남성 갱년기란 '남성이 나이가 들수록 테스토스테론의 분비가 줄어들어 생기는 증상'을 말한다.

여성은 갱년기를 기점으로 여성 호르몬이 급격하게 감소하지만, 남성은 30대를 지나면 남성 호르몬이 느린 속도로 꾸준히 감소한다. 그래서 70대에는 30대 분비량의 50%, 80대에는 30%까지 줄어들어 여러 남성 갱년기 증상이 나타난다.

남성 갱년기가 오면 복부에 살이 찌거나, 피부가 노화되거나, 탈모가 오거나, 근육량과 뼈의 밀도가 감소하거나, 성욕이 감퇴하거나, 발기 부전이 오거나, 우울증과 집중력 저하가 오기도 한다.

이때 대표적인 치료법이 남성 호르몬 주사를 접종하는 것이다. 보통 '네비도 주사'를 가장 많이 쓰는데, 한 번 맞으면 최대 3개월까지 남성 호르몬 수치를 적정량으로 유지시킬 수 있다.

그러나 과량 투여할 시 부작용을 일으킬 수 있기 때문에 혈액 검사나 전립선 검사를 바탕으로 의사의 판단하에 실행한다.

치료를 시작하면 10~14주 간격으로 주사를 접종받는다. 실제 남성 갱년기 환자에게 남성 호르몬 치료를 하자 긍정적인 효과를 얻었다는 연구 결과가 많다. 정력이 회복되어 삶의 질이 개선됐고, 노화로 인한 질환 발생률도 줄어들고, 전체적인 사망률도 감소했다.

이는 남성 호르몬인 테스토스테론이 비단 근육량을 늘리거나 정력을 향상시키는 데만 영향을 주는 게 아니라, 심장을 비롯하여 혈액, 내분비, 피부, 장기, 뇌 등 여러 기관에 영향을 끼치는 호르몬이라는 걸 보여준다.

하지만 갱년기가 오지 않은 사람들에게도 근육을 늘려주는 효과가 있다는 사실이 알려지면서, 남성 호르몬 주사는 환자가 아닌 이들에게 더 많이 쓰이기 시작했다. 바로 스포츠 선수들이었다.

스포츠 선수들의 도핑

스포츠 선수들의 아나볼릭 스테로이드 사용에 대한 첫 기록은 1950년대에 등장한다. 1956년 멜버른올림픽에서 소련의 역도 선수들이 압도적인 차이로 금메달을 차지한다.

알고 보니 근육 회복 시간을 단축시키기 위해 높은 용량의 아나볼릭 스테로이드 주사를 투여한 것이었다. 이후로 아나볼릭 스테로이드 사용은 스포츠 선수들 사이에서 빠르게 퍼져나갔다.

1968년 국제올림픽위원회(IOC, International Olympic Committee)에서 본격적으로 선수들의 불법 약물 남용, 즉 '도핑'을 제재하기 시작하기 전까지 수많은 선수가 약물을 투여했다.

그중에는 어린 여성 선수들도 있었다. 특히 동독 출신 올림픽 여자 수영 선수들은 아나볼릭 스테로이드가 불법 약물인 줄도 모른 채 반강제적으로 약물을 투여 받았다.

사진에 찍힌 그녀들의 모습은 여자라 하기엔 근육이 많고 덩치가 컸으며, 남자처럼 턱이 굵고 목소리도 낮았다. 선수들은 올림픽에서 좋은 성적을 거두었으나 유산하고, 심장병에 걸려 사망하고, 당뇨병에 걸리는 등 오랫동안 약물 부작용으로 고통 받았다.

투포환 선수였던 하이디 크리거는 아나볼릭 스테로이드 덕분에 유럽 육상 선수권 대회에서 금메달을 땄지만, 남성성이 너무 강해져서 성 정체성에 혼란이 왔다. 결국 그녀는 성전환 수술을 받고 남성이 될 수밖에 없었다.

미국의 다큐멘터리 감독 브라이언 포겔의 작품 〈이카루스〉는 한때 세계를 떠들썩하게 했던 '러시아 국가 주도 도핑 프로그램'을 러시아 반도핑 연구소장인 그레고리 로드첸코프 박사와의 인터뷰를 통해 보여준다.

러시아 정부가 주도해서 자국의 선수들에게 스테로이드 같은 불법 약물의 사용을 종용한 사실을 고발하고, 도핑 적발 프로그램을 어떤 식으로 속일 수 있었는지 설명한다.

국가가 선수들에게 불법 약물을 권하는 것도 모자라 그 사실을 조직적으로 은폐하려고 했다는 사실이 충격적으로 다가온다.

IOC는 도핑 여부 조사를 통해 수많은 러시아 선수의 메달과 선수 자격을 박탈시켰고, 389명의 러시아 선수 중 118명에게 출전 금지 처분을 내렸다.

불법 약물을 사용했던 선수 대부분은 육상 종목이었고, 그 외에도 레슬링, 역도, 사이클, 수영 등 다양한 종목이 있었다.

〈이카루스〉는 2018년에 90회 미국 아카데미 시상식에서 장편다큐멘터리 부문의 상을 받았다. 감독은 다큐멘터리의 제목을 그리스로마 신화에 나오는 '이카루스'에서 차용해서 지었다.

이카루스는 자신이 갇힌 미궁을 탈출하기 위해 밀랍으로 날개를 만든다. 그는 더 높게 날고 싶다는 욕심에 아버지의 경고를 뿌리치고 태양에 가까이 다가간다.

결국 밀랍이 녹아 추락하고 마는 이카루스의 이야기는 인간의 끝없는 욕심과 오만함이 어떤 파국을 불러오는지 잘 보여준다.

근육이 많으면 멍청해질까?

마초들이 쉽게 위험에 빠지거나 간단한 일도 처리하지 못하며 '무식하고 힘만 세다는' 고정관념은 정말 사실일까? 오히려 그 반대일 가능성이 높다.

적절한 운동은 뇌의 인지 기능과 활성에 도움을 준다. 독일의 한 연구는 정원 손질이나 산책 등 가벼운 운동을 매일 했던 노인들과 그렇지 않은 노인들을 비교했다. 그러자 운동을 꾸준히 하면 나이가 들수록 정신 질환으로 고통 받을 확률이 절반밖에 되지 않는다는 결과가 나왔다.

그렇다면 근육질 남성들이 좋아하는 웨이트 트레이닝은 뇌에 어떤 영향을 줄까? 실제 성인과 노인을 대상으로 '저항 운동이 인지 기능에 미치는 영향'에 대한 24개의 연구를 종합한 메타 분석 결과를 살펴보자.

연구 결과에 따르면 운동은 기억력, 언어 능력, 복잡한 일을 수행하는 인지 기능과 문제 해결을 위해 계획을 세우고 실행하는 실행 기능에도 긍정적인 효과를 가져왔다. 적절한 운동은 오히려 뇌기능에 긍정적인 역할을 한다고 볼 수 있다.

하지만 약물을 사용해서 근육을 만든 사람은 어떨까? '로이드 레이지(roid lage)'라는 말이 있다. 약물을 사용하여 근육을 키우는 로이더들이 유독 분노를 참지 못하거나 과격한 행동을 보이는 것을 말하는 속어다.

이들은 성격이 급하고 분노를 자주 표출하여 다른 사람과 싸움을 일으키거나 기물을 파손시키기도 하고, 운동 후에 인상을 찌푸리고 고함을 지르는 등 극대화된 공격성 표출을 억제하지 못한다.

수술 중 마취제가 듣지 않는다면?

<어웨이크>

#S1. |||||||||||||||||||||||||||||||||||||||||||||||||||||||||||||||||||||||||||||||||||||||||||||||||||||||||||||||||||||||||||||||||||||||||||||||||||||||||||||||||||||||||||||||

뉴욕의 한 병원, 의사 잭과 그의 환자 클레이는 수술실 안으로 들어간다. 클레이는 입고 있던 정장 웃옷을 벗고, 차가운 수술대 위에 눕는다. 언젠가 자신에게 맞는 심장이 기증된다면 바로 이 병원, 이 자리에 누워 수술을 받게 될 것이다.

클레이의 주치의인 잭은 수술실을 보여주고 싶어 그를 이곳으로 데려온 것이다. 클레이는 원인 불명의 심장병을 앓고 있었고, 심장 이식 수술을 해야만 했다. 잭이 클레이를 내려다보며 말한다.

"냉정한 사실을 알려줄게. 네 가슴을 열고 심장을 꺼내면 이 수술대 위에서 죽을 수도 있어. 이식이 잘 된다고 해도 10년 이내에 죽을 확률이 50%지. 예외는 없어."

평소 따뜻한 말만 건네던 잭이 오늘따라 차가운 현실을 그대로 말한다. 잭은 날카로운 수술용 메스를 들어 그에게 보여준다.

"이걸 직접 보고 만져 봐. 수술용 메스야. 100분의 1인치로 아주 가늘지. 이게 너를 무자비하게 베어낼 거야. 복부 절개를 떠올려 봐. 어떨 것 같아?"

클레이의 머릿속에 수술을 받는 자신의 모습이 떠오른다. 인공호흡기에 의존해 호흡을 하는 모습, 개복된 복부 사이로 보이는 피투성이의 징그러운 장기들.

"너는 준비가 되어있어야 해. 각오를 해야 하지. 어머니께 말하고 애인과 결혼해서 제대로 살아 봐. 할 일을 미루지 마."

뉴욕의 젊은 백만장자 클레이는 앞날이 창창하다. 일찍이 아버지가 돌아가신 뒤에 회사를 물려받은 클레이는 어머니와 함께 브레스포드를 뉴욕 최고의 투자회사로 성장시켰다.

영화관에 간 약사

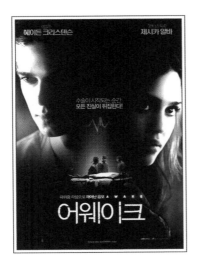

어웨이크(Awake)
2007

감독 : 조비 해롤드
출연 : 헤이든 크리스텐슨, 제시카 알바,
레나 올린 외

클레이는 유능하고 잘생긴 외모까지 가진, 말 그대로 완벽한
인간이다. 가문 대대로 내려오는 '원인 불명의 심장병'만 빼면
말이다.

어머니는 아들에게 항상 최고만을 주고 싶다. 하지만 클레이
에게는 어머니의 지나친 관심이 자신의 삶을 옭아매는 족쇄
처럼 느껴질 뿐이다.

어머니가 추천한 나이어 박사 대신 자신의 친구이자 주치의
인 잭에게 수술을 받으려는 것도 그 때문이다. 클레이는 어머
니의 비서인 샘과 몰래 연애 중이기도 하다.

하지만 오늘 일로 클레이는 결심했다. 어머니께 샘과의 교제
사실을 밝히고 결혼을 허락받기로. 클레이는 교회에서 샘과

결혼식을 올린다.

좋은 일은 연달아 오는 걸까? 결혼식을 끝낸 후 심장 기증자가
나타난다. 클레이와 샘은 곧바로 심장 이식 수술을 받으러 잭
에게 간다.

'오늘은 정말 운이 좋은 날이야. 수술만 잘 끝나면 모든 것이
완벽해!'

하지만 클레이는 모르고 있다. 이 모든 것이 클레이를 수술대
위에 올려놓기 위해 철저하게 짜인 연극이라는 사실을.

심장 이식 수술의 역사

인간의 몸 안에는 총 78개의 장기가 존재한다. 각 장기는 자신만
의 역할을 가지고 있으며, 인체를 건강하고 정상적으로 유지한다.

심장, 뇌, 폐 같이 손상되거나 없으면 바로 생명을 잃을 수 있는
장기뿐만 아니라 비장이나 맹장처럼 아직 존재의 목적이 완전히 밝
혀지지 않은 애매한 장기들 역시 몸 안에 존재한다.

장기가 각자의 고유한 역할을 가지고 있다는 사실을 알게 된 순간
부터 인류는 '타인의 건강한 장기를 기계 부품처럼 내 몸으로 옮겨

서 쓸 수 있지 않을까?' 하는 의문을 품었다.

장기를 인공적으로 만들어서 대체하는 건 너무나 어렵지만, 타인의 건강한 장기를 떼어내서 사용하는 것은 그렇게까지 어렵지는 않으리라고 생각했기 때문이다.

초창기 장기 이식 수술의 성공률은 희박했다. 하지만 의학의 발달로 인간은 타인의 장기뿐만 아니라 인공 장기를 이식해서 정해진 수명보다 오래 살 수 있게 되었다.

초창기의 장기 이식 수술이 실패했던 가장 큰 원인은 '면역 거부 반응' 때문이었다. 우리 몸의 면역 세포는 외부로부터 낯선 물질이 들어오면 면역 반응을 통해 외부 물질을 공격하고 자신의 몸을 방어한다. 면역 체계는 인체를 보호하는 데 너무나 중요하다.

문제는 우리 몸이 바이러스와 외부의 세포를 구분하지 못한다는 데 있다. 외부 세포가 자신의 세포와 맞지 않으면 면역 세포는 거부 반응을 일으키며 이식한 세포와 기관을 공격한다.

그래서 초기에는 그나마 면역 체계가 비슷한 대상, 즉 친형제나 유전적으로 유사한 사람끼리 수술을 해서 거부 반응 발생률을 낮추고 성공률을 높였다.

역사상 최초로 성공한 장기 이식 수술은 어떤 부위였을까? 바로 '신장'이다. 1954년 남아프리카 케이프타운에서 조셉 머레이 박사가 최초로 신장 이식 수술에 성공했다. 유전자가 동일한 일란성 쌍둥이 사이에서 수술을 진행했기에 거부 반응 없이 성공할 수 있었다.

흔히 신장을 혈액 속 노폐물을 걸러주는 '인체의 필터'로 묘사하기에 필자는 신장 이식 수술 이야기를 들으면 정수기 필터를 가는 모습이 생각나지만, 장기는 그렇게 간단히 교체할 수 없다.

그나마 1960년대에 면역을 억제할 수 있는 약, 이른바 '면역 억제제'가 개발되면서 장기 이식 수술의 성공률이 비약적으로 높아졌다.

그렇게 1967년 12월, 남아프리카 공화국의 흉부외과 의사인 크리스천 네이틀링 버나드 박사가 마침내 불가능으로 여겨졌던 심장 이식 수술에 성공했다.

새로운 심장을 얻은 인물은 말기 허혈성 심근병증을 앓고 있던 54세 남성이었다. 심장의 주인은 음주 운전 차량에 치여 생을 마감했고, 이 수술을 통해 세계 최초 심장 기증자가 되었다.

비록 심장을 이식받아 생명을 연장한 환자가 급성 폐렴으로 18일 만에 사망했으나, 두 번째로 심장을 이식 받은 환자는 타인의 심장으로 1년 6개월 동안 살아갔다.

우리나라에서는 뇌사자의 장기를 추출하여 심장 이식 수술에 사용하고 있다. 심장 공여자가 생기면 국립장기조직혈액관리원으로 연락이 간다.

그러면 이식에 적합한 사람 및 우선순위로 등록된 사람을 선별하여 수혜자를 선정하고 수술을 위한 팀을 구성한다. 심장은 빠르게 이식이 진행되어야 하므로 대략 4시간을 골든타임으로 본다.

우리나라는 심장 이식 수술을 받은 환자의 1년 생존율이 90%로

영화관에 간 약사

굉장히 높은 편이다. 10년간 생존할 확률도 70~80%나 된다. 그러나 여전히 20%의 환자는 이식 거부 반응을 보인다.

또 다른 한계점은 면역 억제제를 평생 복용해야 한다는 것이다. 수술에 성공해도 결국은 타인의 장기이므로 면역 세포가 과민하게 반응하면 심장을 공격할 수 있기 때문이다.

장기 이식 수술 후 환자가 복용하는 면역 억제제에는 여러 가지가 있다. 염증 반응을 억제하는 스테로이드부터 면역 세포인 T세포를 억제하는 사이클로스포린과 타크로리무스가 있고, T세포뿐만 아니라 B세포의 증식을 억제하는 마이코페놀릭산, 세포의 성장과 증식에 관여하는 mTOR효소를 억제하는 시롤리무스 등이 있다.

면역 세포들은 장기 이식 수술 과정에 문제를 일으키기도 하지만, 인체의 정상적인 면역 반응을 위해선 반드시 필요하다.

그래서 면역 억제제를 장기적으로 복용하는 환자들의 면역력이 약해져서 세균과 바이러스에 쉽게 감염되는 문제도 현대 의학이 해결해야 할 과제 중 하나다.

#S2. ⁃⁃⁃

수술이 시작된다. 퍼트냄 박사, 잭, 그리고 페니가 수술을 집도한다. 워싱턴에서 총을 맞고 죽은 누군가의 심장, 이 심장이 오늘부터 클레이의 생명을 이어줄 것이다.

그때 수술실 문이 열리며 루핀 박사가 들어온다. 그는 피츠패트릭 박사 대신 자신이 수술에 참여하게 되었다고 말한다. 순간 퍼트냄 박사와 잭은 수상한 눈빛을 교환한다. 아직 잠들지 않은 클레이가 묻는다.

"문제는 없죠?"
"걱정할 거 없어요. 몇 시간 후에 봐요."
"클레이, 시작할게. 긴장 풀어. 눈을 감았다 뜨면 다 끝났을 거야."
"이따 봐요. 살살 재워주세요."

피츠패트릭 박사가 클레이에게 작은 주사를 보여준다.

"이제 이 주사를 놓을게요. 정신이 몽롱해질 겁니다."

약물이 서서히 몸속으로 들어간다. 클레이는 시야가 흐릿해짐을 느낀다. 그의 시각과 청각을 비롯해 모든 감각이 풀어진 끈처럼 느슨해지기 시작한다.

"세상에……."
"네, 잠이 오죠? 열부터 거꾸로 세어보세요."

주사기에서 약물이 떨어지는 소리, 심전도계가 삑삑거리며 울

영화관에 간 약사

리는 소리가 서서히 멀어진다. 샘과 해변을 거니는 모습이 떠오른다. 마음을 편히 놓자. 눈을 뜨면 모든 게 끝났을 것이다.

'좋아. 마취제에 몸을 맡기고 의식을 놓자.'

클레이가 눈을 감고 조용해지자 본격적으로 수술을 시작하기 위해 퍼트냄 박사와 잭이 대화를 나눈다.
하지만 클레이는 아직 잠들지 않았다. 그저 마취가 그를 완벽하게 재워주기만을 기다리고 있을 뿐이다.

"다들 준비 됐죠?"
"됐어. 시작하자."
'상처가 얼마나 남을까?'

잭이 면도기로 개복 부위의 털을 깎은 후 소독약을 바른다. 클레이는 마취제 때문에 움직이거나 말을 하지는 못하지만 의식은 아직 깨어있다.
수술 기구들이 부딪치고 의사들이 대화하는 소음, 배 위에서 서늘하게 증발하는 에탄올의 촉감도 그대로 느껴진다.

'차가워. 면도 거품도 없나? 뭔데 냄새가 이리 지독해?'

그런데 뭔가 이상하다. 아마 지금쯤 잠에 들었어야 하는데. 몸을 움직일 수 없지만 주변의 모든 감각이 그대로 느껴진다.

'왜 의식을 잃지 않지? 언제쯤 마취에 드는 걸까?'
'잠깐, 저 잠들어야 하는 거 아니에요? 잠깐, 저기요. 다 들려요. 들리는 게 정상이에요? 뭔가 잘못됐어요.'

퍼트냄 박사가 클레이의 기도에 호흡을 도와줄 산소호흡기를 삽입한다. 그들의 눈에는 클레이가 이미 잠든 것처럼 보인다.

"아기처럼 잡니다."
'다 느껴진다고요. 다 들려요! 나 아직 깨어있어요! 멈춰!'
"이제 시작할까?"

잭이 날카로운 메스를 그의 가슴에 갖다 댄다. 메스가 지나간 자리에서 선홍빛 핏방울이 또르륵 흘러내린다.

'이건 말도 안 돼! 뭔가 움직여보자. 손가락을 움직여. 안 돼. 안 돼, 안 돼!'

클레이는 배를 가르는 끔찍한 고통에 비명을 지른다. 그러나 수술실은 고요하다. 이어서 잭이 뼈를 가르기 위해 전기톱을 꺼내든다. 맙소사.

마취 자각이라는 끔찍한 경험

〈어웨이크〉는 조비 해롤드 감독의 데뷔작인 매디컬 스릴러 영화다. 주인공 클레이는 〈스타워즈〉의 아나킨 스카이워커 역으로 유명한 헤이든 크리스텐슨, 그의 애인 샘은 당대 최고의 섹시 여배우인 제시카 알바가 맡았다.

일반적인 스릴러 영화는 주인공이 직접 문제를 해결한다면, 〈어웨이크〉는 주인공이 심장 이식 수술을 위해 마취된 상태, 그것도 개복된 상태로 진행된다.

마취 과정에서 환자가 의도치 않게 주변 환경을 자각하게 되는 경우를 '마취 자각'이라고 한다. 마취 자각은 실제 현장에서 환자 1,000명당 1~2명 꼴로 발생한다.

그러나 영화에서 묘사되는 것처럼 살을 가르는 고통을 온전히 경험하는 경우는 매우 드물다. 마취 자각을 겪더라도 의사와 간호사가 대화하는 내용이나 기계 소리를 짧게 기억하는 경우가 대부분이다.

영화는 마취 자각이라는 신선한 소재만으로도 관객의 흥미를 끌기 충분했다. 놀라운 반전이 있으므로 직접 보길 권한다.

#S3. ▪▪

드디어 클레이의 몸에 이식될 심장이 수술실로 들어온다. 클레이는 샘과의 추억을 생각하며 애써 시간을 보내고 있다. 조금만 참자. 다 끝나간다.

"아기처럼 잘 자는군요. 꽤 고생했는데 좀 쉬었다 와요. 휴게실에 자판기가 있어요."
"실은 전화할 데가 있었는데, 고마워요."

피츠패트릭 박사가 나가자 대화가 시작된다.

"잭, 왜 그래? 괜찮아?"
"왠지 자신이 없어. 피츠패트릭이 다 보고 있어."
"지레 겁먹을 거 없어. 아무도 몰라."
"그만둘래. 나 감방가기 싫어."
"누가 감방에 간다는 거야. 심장에 약물이나 주입해. 아무도 모르는 완전 범죄야. 빨리 이 자식을 죽이고 술이나 한 잔 하자. 피츠패트릭이 돌아올 때쯤이면 클레이 자식은 시체 안치소에 있을 거야."

클레이는 눈에 붙은 밴드를 떼고 자리를 박차고 일어난다. 아

영화관에 간 약사

니다, 그의 눈에 수술대에 누워있는 자신의 모습이 보인다.

이것은 상상에 불과했고, 그는 여전히 차가운 수술대 위에서 심장을 드러낸 채 누워있다. 클레이는 어떻게 위기를 벗어날 수 있을까?

마취 전문의가 필요한 이유

독자 여러분은 전신 마취 수술을 받아본 적이 있는가? 필자는 전신 마취까지는 아니었지만, 대장 내시경 검사를 위해 수면 마취를 받아본 적이 있다.

나의 의지와 상관없이 의식과 감각이 저 너머로 사라졌다가 되돌아오는 신기한 경험은 아직도 생생하게 기억난다.

마취 없이 하는 수술을 상상해보자. 피부를 가르고, 살점을 떼어내고, 뼈를 깎는 일련의 과정은 상상만 해도 고통스럽다. 마취제가 없던 시기에 수술은 최후의 수단이었다.

수술을 진행하면 환자는 고통에 몸부림치다 뼈가 부러지기도 하고, 이를 세게 악물어서 치아가 부러지기 일쑤였고 심하면 고통 때문에 쇼크사하기도 했다.

설령 수술이 성공적으로 끝났다고 해도 환자는 죽음에 가까운 고통을 느끼고 트라우마를 가진 채 살아야 했다.

우리를 수술의 고통으로부터 한 발자국 멀어지게 해준 마취제와 진정제의 발명은 의학의 역사에 중요한 지점이었다. 환자는 수술의 고통과 트라우마에서 해방되었고, 의사는 훨씬 성공적으로 수술을 집도할 수 있게 됐다.

만약 내가 수술을 위해 전신 마취를 한다면 어떤 과정을 거치게 될까? 일단 마취 전문의가 환자의 건강 상태를 꼼꼼히 체크한다.

마취에 들어가는 단계도 중요하지만, 수술하는 동안 마취가 잘 유지되어야 하고 수술이 끝나면 환자가 깨어날 수 있어야 한다.

그 다음으로 수술이 진행되는 동안 상태를 체크할 수 있는 심전도계, 혈압계, 산소 포화도 측정기, 체온계 등을 환자의 몸에 부착한다. 마취된 환자는 이상을 느껴도 알려줄 수 없기 때문이다.

그리고 정맥 주사를 통해 마취제를 투여하여 의식을 소실시킨다. 가장 많이 쓰는 마취제는 우리가 흔히 '우유 주사'라고 부르는 '프로포폴(propofol)'이다.

프로포폴은 다른 마취제보다 입면에 드는 시간이 짧으면서 상대적으로 부작용이 적고, 약을 끊으면 환자의 의식이 빠르게 돌아오기 때문에 전신 마취에 자주 쓴다.

의식이 소실되면 근이완제인 '로큐로니움(rocunium)'을 투여한다. 전신의 근육을 이완시키는 것 역시 마취의 한 단계다.

감각을 차단하고, 근육이 멋대로 움직이거나 수축되지 않도록 운동 신경까지 차단해야 한다. 그래야 몸이 갑작스럽게 움직이는 일

없이 수술을 진행할 수 있다.

근이완제가 들어가면 호흡을 하는 데 필요한 호흡근 역시 마취되기에 환자 스스로 호흡할 수 없다. 따라서 기관 내 삽관을 통해 기계로 호흡한다.

자, 이로써 마취의 첫 단계가 완료되고 의사는 수술을 시작한다. 하지만 마취 전문의의 일은 끝나지 않았다. 그 사이에 혈압이 떨어지고 있는지, 심박수가 위험한 정도는 아닌지 확인하기 위해 환자의 상태를 예의주시한다.

수술 도중에 깨어나지 않도록 마취제를 더 투여하기도 하고, 수술이 다 끝나면 천천히 마취제의 양을 줄여서 환자의 의식이 돌아오도록 만든다. 수술에서 숙련된 마취 전문의가 중요한 이유다.

마취제의 역사

마취제가 없던 시절에는 수술을 어떻게 했을까? 당연히 과거에도 수술이 필요한 환자들은 많았지만, 마취제가 없기에 환자들은 수술 중 느껴지는 고통을 그대로 감내해야 했다.

그나마 고통을 덜어주는 환각제나 진통 성분이 있는 약초를 사용하기는 했다. 중세에는 멧돼지 담즙에 아편, 맨드레이크 즙, 독당근과 식초를 혼합하여 진통제를 만들었다고 한다.

맨드레이크와 독당근은 사람을 죽일 수도 있는 독초였지만, 환각 작용을 가졌기에 아마 '이렇게 죽나, 저렇게 죽나 똑같다.'라는 심정으로 사용했을 것이다.

심지어 고대 그리스에서는 마취의 일환으로 환자의 경동맥을 압박하여 일시적인 기절 상태로 만든 후에 수술을 진행하기도 했다. 마취가 좀 더 길게 진행되었다면 사망했을지도 모를 만큼 위험한 방법이다. 때로는 환자에게 최면을 걸어서 수술을 진행했다.

그러다가 18세기 무렵에 오늘날의 마취제가 등장했다. 당시 화학계에는 기체의 성질에 관심을 가지고 연구하는 '기체 화학'이 유행했고, 조지프 프리스틀리라는 학자가 '아산화질소'를 발견했다.

특이하게 아산화질소를 마시면 기분이 좋아지고 자꾸 웃음이 나왔다. 비슷한 시기인 1818년에는 마이클 패러데이가 '황화에테르'를 발견했다. 이 기체들이 처음 등장했을 때는 수술보다 각종 유흥과 오락에 사용됐다.

사람들은 기체를 마시고 황홀경을 느끼고 환각 상태에 빠져들었다. 환각에 빠져 비틀거리고 넘어지고 부딪쳤지만, 정작 부딪친 당사자는 통증을 느끼지 못했다.

이 모습을 본 의사들은 수술에 마취제로 사용할 수 있을 거라 생각했고, 이때부터 아산화질소와 황화에테르의 마취 효과에 대한 연구가 시작됐다.

그렇게 1846년 10월, 매사추세츠 종합병원에서 치과의사 윌리엄

토머스 그린 모턴이 대중들 앞에서 에테르를 이용해 환자의 하악부 종양 제거 수술을 성공적으로 마쳤다.

하지만 흡입 시에 웃음을 유발하는 게 문제였다. 환자가 끊임없이 웃어대느라 몸을 움직이기에 의사가 수술을 진행하기 힘들었다. 이런 부작용을 극복하고 나온 기체가 바로 '클로로폼'이다.

존 스노 박사가 처음 발견하고 사용한 클로로폼은 웃음을 유발하는 부작용 없이 안전하게 환자를 마취시킬 수 있었다. 덕분에 영국의 빅토리아 여왕은 8번째 아이를 출산할 때 클로로폼을 사용했고, 이후 많은 의료계에서 마취제로 사용하게 됐다.

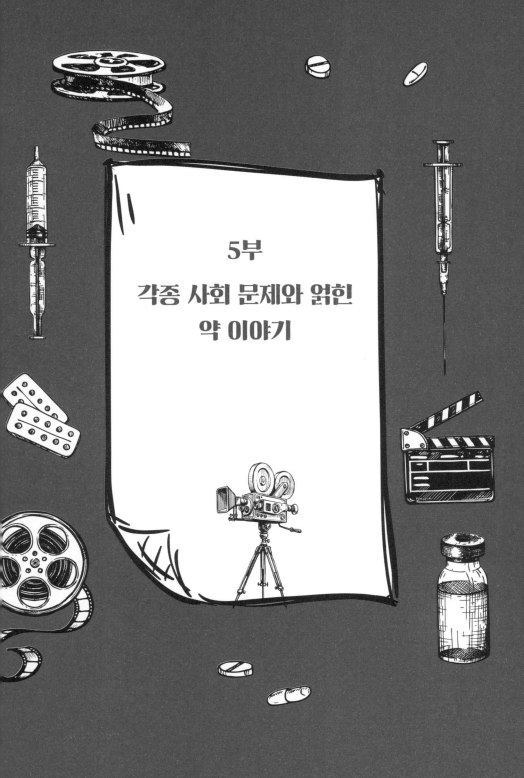

5부

각종 사회 문제와 얽힌
약 이야기

술은 신이 내린 선물인가,
저주인가?

<어나더 라운드> <더 행오버>

#S1.

니콜라이, 마르틴, 페테르, 톰뮈는 고등학교에서 학생들을 가르치는 선생이다. 음악, 역사, 심리학, 체육을 담당하는 네 명의 교사는 나이가 비슷해 친하게 지내는 사이다.

각자 전공은 다르지만 그들은 비슷한 문제를 가지고 있다. 바로 '매너리즘'이다. 매번 비슷한 일상이 반복되고, 학생들은 날이 갈수록 말을 안 듣고, 수업은 재미없으며, 마음속 열정은 사라져버렸다.

마르틴의 역사 수업도 마찬가지다. 인터넷과 유튜브에 익숙해진 학생들은 수업 중에 스마트폰을 보고, 교실을 나가는 등 교사를 향한 최소한의 존중조차 사라진 지 오래다.

하지만 마르틴은 화를 내지 않는다. 아니, 화를 낼 기력조차 없다. 그날 밤, 마르틴은 아내 아니카에게 묻는다.

"여보, 내가 지루해졌어?"

아내는 한숨을 쉬더니 말한다.

"적어도 예전에 알던 당신은 아니야."

오늘은 음악 선생인 니콜라이의 40번째 생일이다. 친구들은 고급 레스토랑에 모여 오랜만에 만찬을 즐긴다. 평소 술을 마시지 않던 마르틴도 오늘은 독한 보드카를 한 잔 마신다.
몸이 따뜻해지며 마음속에 응어리졌던 무언가가 올라오는 기분이다. 마르틴은 다음 차례로 나온 와인도 단숨에 마신다.
그런데 어느새 그의 눈가에는 눈물이 고여 있다. 친구들이 걱정스러운 얼굴로 무슨 일이냐 물어본다.

"별일 없어…… 딱히 하는 것도 없고 사람도 잘 안 만나."
"아니카랑은 어때?"

영화관에 간 약사

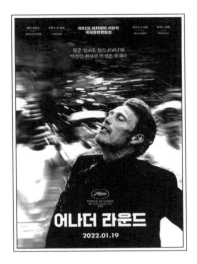

어나더 라운드(Another Round)
2020

감독 : 토마스 빈터베르그
출연 : 매즈 미켈슨, 토머스 보 라센, 라르스 란데 외

"야간 근무가 많아서 얼굴도 잘 못 봐……. 내가 어쩌다 이렇게 됐는지 모르겠다."

12년 전까지만 해도 이러지 않았다. 학계에서 알아주는 학자였으며 마음만 먹었다면 대학교수도 될 수 있었다. 하지만 자식들 때문에 모든 걸 내려놓고 고등학교 교사가 됐다.
그때 연구직으로 나갔다면 어땠을까? 게다가 예전에 배웠던 재즈 발레가 자꾸 생각난다. 마지막으로 춤을 춘 게 언제였지? 그의 머릿속은 과거에 대한 후회와 회환으로 가득하다.

〈어나더 라운드〉는 토마스 빈터베르그 감독이 제작한 영화다. 특유의 카리스마 있는 모습으로 〈한니발〉의 한니발 렉터, 〈닥터 스트레인지〉의 케실리우스 등 악역을 주로 맡던 매즈 미켈슨이 인간미 넘치는 학교 선생님을 연기했다.

영화는 네 명의 친구가 '혈중 알코올 농도가 높으면 더 행복하고 적극적인 삶을 살 수 있다'는 가설을 실험하기 위해 술을 마시기 시작하면서 벌어지는 삶의 변화와 인생에 대한 고찰을 담고 있다.

북유럽 사람들은 왜 우울한가?

여러분은 다시 태어난다면 어느 국가의 국민으로 태어나고 싶은가? 아니, 여러분이 생각하는 '최고의 국가'는 어디인가?

최고의 국가를 선택할 수 있는 기준을 예로 들면 GDP, 무역 수지, 복지, 자연환경, 사회 분위기, 범죄율 등 여러 가지 기준이 있다.

국제연합(UN, the United Nations)의 산하 자문기구 '지속가능발전 해법 네트워크'에서는 OECD 국가를 대상으로 조사를 진행해 '국가별 행복지수'를 발표한다.

'해당 국가에서 살아가는 사람들의 삶의 만족도'를 나타내는 지수는 GDP, 사회적 지지, 기대 수명, 자유, 부정부패 등을 산출한 데이터를 바탕으로 통계를 낸다.

우리의 예상처럼 2020년부터 2022년까지 행복지수가 가장 높았던 국가는 1위가 핀란드(7.804), 2위가 덴마크(7.586), 3위가 아이슬란드(7.530)로, 모두 북유럽 국가였다. (참고로 한국은 59위였다.) 그렇다면 북유럽은 마냥 살기 좋은 곳일까? 꼭 그렇지는 않다.

빛이 있으면, 그 이면에 어두운 부분도 있듯이 북유럽의 행복 뒤편에는 '우울증'이라는 어둠이 있다. 통계에 따르면 북유럽 국가에는 우울증 환자들이 많다.

2000년에서 2006년 사이 덴마크의 주요 우울 장애 유병률은 2%에서 4.9%로 증가했다. 핀란드도 인구 5% 이상이 우울증이라는 통계가 있고, 아이슬란드 국민 15~25%가 살면서 한 번쯤은 우울증 약을 먹어본 경험이 있다고 한다.

우울증 환자 수가 많은 만큼 우울증 약 처방도 많다. 영화의 배경이 되는 덴마크의 경우, 2011년에는 46만 명의 사람들이 항우울제를 처방받았다. 이는 덴마크 인구의 약 8.3%에 해당하는 수치다.

『상상 속의 덴마크』의 저자 에밀 라우센은 덴마크의 행복에는 양면성이 있다고 지적한다. 덴마크의 우울증 환자의 증가율을 살피면 청소년층이 가장 큰 폭으로 증가하고 있다는 사실을 알 수 있다.

실제로 2005년에서 2012년 사이에 항우울제를 복용하는 미성년자의 수가 60%나 증가했다. 덴마크 미성년자의 1%는 우울증 약을 복용한다는 의미다.

행복한 복지 국가에 사는 사람들이 우울증에 걸리는 이유는 뭘까? 여기에는 여러 가지 가설이 있다.

'1년의 절반이 우중충하고 흐리기 때문에 계절성 우울증을 자주 겪어서', '사회적으로 우울증을 잘 받아들이는 습성이 있어서', '어릴 때부터 무한한 자유를 줘서' 등 추측은 다양하다.

하지만 한국의 상황도 만만치 않다. 한국의 우울증 유병률은 36.8%로, OECD 국가 중 1위다. 또한 자살률 역시 1위를 기록하면서 한국에서 정신 건강 문제는 오랫동안 사회적 문제로 대두되었다.

특이한 건 북유럽 국가는 높은 유병률과 함께 항우울제 처방률도 높은 반면, 한국의 항우울제 처방률은 다른 나라보다 낮다는 점이다.

유병률이 높으면 당연히 그와 관련된 치료제 처방 사례도 많아야 하는 것 아닌가? 그러나 한국의 우울증 치료제 접근성은 다른 나라의 20분의 1밖에 되지 않는다. 한국에서 우울증을 진단받고 정신과 약을 처방받기란 쉽지 않다는 말이다.

한국은 아직까지도 '정신과'라고 하면 '미친 사람들이나 가는 곳'이라며 내원을 꺼리고, 본인이 정신과에 다닌다는 사실을 주변에 알리지 않는다. 한 마디로 정신과 문턱이 높다.

또한 우울증, 대인 기피, 공황 장애, 불안 장애를 '개인의 문제', '참으면 해결되는 문제'로 가볍게 치부하는 문화 역시 우울증 치료를 힘들게 만든다.

미국, 일본, 유럽에서는 정신과 의사가 아닌 다른 과 의사들도 항우울제를 처방할 수 있지만 우리나라에서는 정신과가 아니면 처방받을 수 없는 제도적 문제도 한몫하고 있다.

영화관에 간 약사

우울증 유병률이 높아서 환자가 많지만, 치료를 받지 못하니 당연히 우울증으로 인한 자살률도 높아질 수밖에 없는 안타까운 상황이다.

#S2. ╍╍

"마르틴, 너는 너무 현명한 게 문제야."

친구가 술을 거절하는 마르틴을 향해 쏘아붙인다.

"문제는 '현명함'이란 무엇이냐는 거지."
"또 그놈의 개똥철학 나온다. 그래, 어디 한번 말해봐."
"좋아. 노르웨이의 철학자이자 정신과 의사인 핀 스코르데루는 음주가 현명하다고 말했지."
"운전할 때?"
"아니, 항상. 인간의 혈중 알코올 수치가 0.05% 부족하다는 거지. 0.05%면 항상 와인 한두 잔 마신 상태를 유지하는 거야."
"그럼 계속 와인 한두 잔을 마시라는 거야?"
"그래, 혈중 알코올 농도를 0.05%로 유지하면 더 느긋해지고, 침착해지고, 개방적으로 변한대."
"흠…… 확실히 자신감과 용기가 좀 더 있으면 좋지."
"내가 보기에는 수업 시간의 문제는 부수적이야. 너는 자신감이 부족해. 삶의 즐거움도……."

다음날 마르틴은 학교에 보드카를 몰래 가져간다. 화장실에서 보드카를 몇 잔 들이킨 그는 그대로 수업을 하러 간다.

혀가 꼬여 발음이 잘 안 되지만, 무언가 다른 느낌이 든다. 수업이 끝난 뒤에 네 명의 친구가 모여서 이야기를 나눈다.

"그러니까 우린 스코르데루의 가설을 시험해 보는 거야."

"그래, 헤밍웨이는 글 쓰는 데 지장이 없도록 매일 8시까지만 마시고 걸작을 썼지. 우리도 기준을 잡자."

네 친구는 모두 혈중 알코올 농도를 0.05%로 맞추고 수업을 해 보는 비밀 임상 실험을 하기로 한다. 페테르가 노트북을 열어 보고서를 작성한다.

'인간의 혈중 알코올 농도가 0.05% 부족하다는 스코르데루 가설 실험. 실험 방법, 매일 술을 마심으로써 혈중 알코올 농도를 0.05%로 유지한다. 수사적인 영향의 증거를 수집하는 한편 사회적·직업적 수행 능력 증진을 확인하는 것이 목적임. 단, 저녁 8시 이후나 주말에는 술을 마시지 않는다.'

영화관에 간 약사

술의 역사

놀랍게도 핀 스코르데루는 실존 인물이며, 해당 가설 역시 많이 알려졌다. 하지만 실제로 '인간이 혈중 알코올 농도 0.05%를 유지해야 행복하다'는 이야기를 하지는 않았다. 단지 그가 알코올과 인간의 의식에 대해 썼던 글을 누군가 잘못 해석하여 생긴 오해였다.

그래도 '혈중 알코올 농도 0.05% 이론'은 처음 들었을 때 '그럴듯하다'고 느껴진다. 왜 그럴까? 딱딱하고 어색한 모임에서 술이 들어가면 금세 친해지는 모습을 봐서? 사무실에서 언성을 높이며 싸우던 사람들이 술집에서는 형님, 아우하며 술잔을 나누던 모습을 봐서?

우리는 이성적으로 행동할 때 외부로부터 많은 스트레스와 자극을 받는다. 그러나 차가운 이성의 영역에서 벗어나 감정적인 음주의 영역으로 들어섰을 때 오히려 갈등이 해결되는 모습을 보면 막연히 '술은 건강에 해로우니 나쁘다'라고 단정짓기 힘들다.

인류는 언제부터 술을 마시기 시작했을까? 명확한 근거는 없지만 생물학자 로버트 더들리의 '술 취한 원숭이 가설'에 따르면 인류는 아주 일찍이 술이라는 존재를 인지했다.

최초의 술은 우연히 만들어졌다. 열대 기후에 익어가는 과일, 물에 빠진 곡물은 '발효'라는 과정을 거친다.

발효가 일어나면 당분은 분해되어 알코올이 되고 특유의 맛과 향을 띤다. 알코올을 접한 인류는 맛과 향, 그리고 특유의 쾌감과 고양감을 즐겼다.

인류가 부족을 이루고 농경 생활을 시작하자 본격적으로 술을 제조하기 시작했다. 술을 발효시키는 과정은 경작을 하고 곡물을 키우는 과정보다 쉬웠으며, 당분이 많은 과일 혹은 보리나 밀만 있으면 양조가 가능했다.

몇몇 고고학자는 인류가 농경 생활을 시작한 계기가 벼나 작물을 키우기 위해서가 아니라 술을 만들기 위해서였다고 주장한다. 실제로 당시 술의 역할은 다양했다.

술은 세균과 미생물을 죽이고, 장기 보관이 용이했기 때문에 오염된 물보다 더 안전한 음료수였다. 또한 술은 발효 과정에서 만들어진 비타민, 단백질, 당분이 포함된 훌륭한 에너지원이었다.

술을 먹으면 기분이 좋아지고 특별한 쾌감을 경험하기에 종교 의식에도 많이 사용되었다. 우리나라도 그렇고 다른 문화권에서도 제사를 지내거나 축제를 할 때 술은 빠지지 않고 등장한다.

고대 이집트와 메소포타미아, 중국, 로마의 의료 서적에는 술을 '훌륭한 치료제'로 묘사하고 있다. 술을 먹으면 통증에 둔감해지고 살균 작용을 하기 때문에 상처 치료나 진통에 훌륭한 약으로 쓰였다.

아마 독자 중에도 상처를 소독한다고 소주를 바르고, 불면증 때문에 술을 한두 모금 마시고 자는 사람이 있지 않을까 싶다.

일반적으로 술은 드라마나 영화에서 등장인물이 고주망태가 되어 사고를 치거나, 과도한 음주로 건강을 망치는 원인으로 등장한다.

영화관에 간 약사

실연이나 마음의 상처로부터 도피하기 위해 마시는 등 부정적인 이미지도 강하다.

이처럼 '술은 건강에 해롭다'는 주장이 일반적이지만 〈어나더 라운드〉는 음주가 각박하고 단조로운 우리의 삶에 긍정적이고 창의적인 여유를 가져오는 모습을 보여준다는 점에서 신선하다.

알코올 중독의 폐해

인류는 여전히 술을 열광적으로 사랑한다. 술을 사랑하는 민족으로는 한국인을 빼놓을 수 없다.

WHO의 조사에 따르면 2019년을 기준으로 한국인은 연간 8.7L의 알코올을 마신다. 전 세계 평균 섭취량인 5.8L와 비교하면 꽤 높은 수치를 기록한 셈이다.

미국 국가 알코올 남용 및 중독 연구소(NIAAA, National Institute on Alcohol Abuse and Alcoholism)는 알코올 섭취량을 성인 기준으로 남성 소주 5잔 이내, 여성은 소주 2.5잔 이내로 권고한다. 그러나 한국 술자리 문화에서 그 정도만 마신다는 것은 쉽지 않다.

한국인들은 술을 많이, 또 빠르게 마시기 때문에 음주로 인해 많은 문제가 생기기도 한다. 특히 3~40대의 음주량은 가히 위험한 수준이다.

1회 평균 음주량이 여성 5잔 이상, 남성 7잔 이상에다가 주 2회 이상 마시는 경우를 '고위험 음주율'이라고 한다. 한국의 고위험 음주율은 2018년 기준으로 30대 15.2%, 40대 18.1%로 상당히 높다.

물론 술로 인한 건강 문제도 많은 편이다. 술은 인후암, 구강암, 식도암, 간암 같은 암 발병률을 높이고 고혈압과 뇌졸중 같은 심혈관 질환을 유발한다는 문제점이 있다.

또한 치매를 유발하고 간경화, 당뇨병, 위염 같은 질환에도 영향을 끼친다. 우리나라에서만 알코올성 질환으로 매년 5천 명이 사망한다는 통계가 있다.

술로 인한 범죄도 사회적 문제로 떠오르고 있다. 술을 마시면 중추 신경이 억제되어 행동에 이상이 생기고, 이성적인 판단이 힘들며 정보 처리 능력에 문제가 생긴다.

운전처럼 고도의 집중을 요하는 행동에 장애가 생겨 음주 운전 사고를 일으키기도 한다. 우리나라에서만 음주 운전 사고로 연평균 300명 이상이 사망한다.

또한 주취자가 일으키는 범죄는 대부분 흉악, 강력 범죄인 경우가 많다. 2017년 대검찰청 범죄분석 통계를 보면 전체 범죄자 중 24.9%가 술을 마시고 범행을 저질렀다고 한다. 살인, 강도, 방화, 성폭력 같은 강력 범죄 비율도 29.48%로 높았다.

이제 곧 결혼을 앞둔 더그, 그에게는 친한 친구가 세 명 있다. 이제 곧 처남이 되는 앨런, 선생님인 필, 의심 많은 여자 친구를 둔 치과 의사 스투까지.

네 명의 죽마고우들은 더그의 결혼을 앞두고 총각 파티를 위해 유흥의 도시 라스베이거스로 향한다.

오늘은 특별한 날이니 끝까지 달리기로 결심한 네 사람. 호화 객실을 예약한 뒤 옥상으로 몰래 올라간다. 휘황찬란한 야경이 내려다보이는 곳에서 술잔을 든다.

"행복한 결혼 생활을 위해!"

"하지만 우리가 절대로 잊지 못할 밤을 위해!"

정말로 그날 밤은 네 사람 모두에게 '잊지 못할 밤'이 된다. 다음날 아침이 되니 호텔방은 그야말로 아수라장이 되었기 때문이다.

거실에는 닭들이 돌아다니고, 바닥에는 옷가지와 가전제품이 나뒹굴고 있다. 앨런은 아무것도 모르고 화장실에 갔다가 기절초풍하고 만다.

'저 호랑이는 왜 화장실에 있는 거지?'

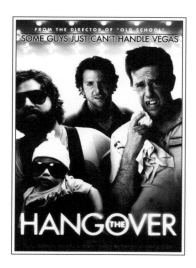

더 행오버(The Hangover)
2009

감독 : 토드 필립스
출연 : 브래들리 쿠퍼, 에드 헬름스, 자흐
갈리피아나키스, 저스틴 바사 외

밖으로 나와 친구들을 깨워보니 스투는 이빨이 사라지기까지
했다.

"간밤에 도대체 무슨 일이 있었던 거지?"
"잠깐, 그런데 더그는? 더그는 어디에 있지?"

그때 어디서 아기 울음소리가 들린다. 옷장을 열어보니 웬 아
기가 있다. 맙소사 도대체 무슨 일이 벌어진 거지?
더그의 결혼식이 하루밖에 안 남은 상황, 그런데 더그는 사라
지고 아기를 내버려둘 수도 없는 노릇이다. 남은 세 친구는 모
여서 어제 무슨 일이 있었는지 생각해본다.

"야, 근데 난 저녁 먹으러 간 것도 기억이 안 나는데?"
"사실 나도 그래. 무슨 놈의 숙취가 이렇게 지독하냐."

와중에 필의 손목에 붙어있는 병원 팔찌가 보인다. 세 친구는 단서를 찾아서 그들이 어젯밤에 술을 먹고 무슨 짓을 벌였는지 하나씩 되짚어 가고자 한다.

〈더 행오버〉는 2009년에 개봉한 토드 필립스 감독의 코미디 영화다. 술을 마시고 필름이 끊긴 친구들이 자신들이 전날 밤 무슨 짓을 저질렀는지 되돌아보며 사고를 수습하는 내용이다.

자신들이 취해서 무슨 짓을 저질렀는지 알아차리고 당황해하는 모습이 영화의 웃음 포인트다. 하지만 이런 일은 우리 주변에서도 흔하게 일어난다.

술이 지워버리는 간밤의 기억

술자리를 거하게 한 뒤에 어떤 친구는 밤새 집 밖에서 자다가 깨어나기도 하고, 노래방 리모컨을 집으로 가져오기도 한다. 때로는 친구들에게 '어제 나 무슨 잘못했어?'라고 물으며 자신의 멍청한 행동 때문에 자책하기도 한다.

우리는 종종 술자리에서 '필름이 끊겼다'고 표현하는 순간을 경험하거나 목격한다. 무슨 일이 있었는지 기억나지 않는 일시적인 상태를 '블랙아웃(black out)' 현상이라 한다.

이는 알코올이 뇌가 기억을 기록하고 저장하는 기관인 해마의 기능을 교란시키기 때문에 생기는 기억상실증의 한 종류다.

보통 혈중 알코올 농도가 0.22%까지 올라가면 50%의 확률로 블랙아웃을 경험한다고 한다. 이 수치는 우리가 흔히 말하는 '만취 상태'의 알코올 농도와 같다.

다행히 블랙아웃은 일시적인 현상으로, 술을 마시지 않으면 해마는 곧 정상 기능을 회복한다. 하지만 과도한 음주로 인해 블랙아웃을 자주 경험한다면 주의해야 한다.

블랙아웃을 자주 경험한다는 건 그만큼 뇌가 알코올에 취약하다는 뜻이고, 이는 뇌의 손상을 유발할 위험이 높다는 뜻이기도 하다.

실제로 알코올을 오랫동안 섭취하면 신경 세포와 뇌세포에 영구적인 손상이 오기도 한다. 알코올은 그래서 기억력, 학습, 신체 감각, 반응 기능을 퇴화시킨다.

블랙아웃은 빠른 시간에 많은 양의 알코올을 마시는 경우 잘 생긴다. 따라서 술을 마셔도 최대한 천천히 즐기면서, 본인 주량에 맞게 적당한 수준으로 마셔야 한다.

"얘들아, 조용히 해라. 수업 시작한다."

술을 마신 후 마르틴의 수업은 달라진다. 마르틴은 텀블러에 든 술을 몰래 홀짝홀짝 마시며 학생들에게 농담도 하고 퀴즈를 내면서 즐겁게 수업을 진행한다.

나아진 건 학교생활만이 아니다. 마르틴은 오랜만에 아니카와 함께 저녁을 먹으며 대화를 나눈다. 분위기가 좋아지자 마르틴은 그녀에게 데이트 신청을 한다.

두 사람의 관계는 예전처럼 좋아진 것 같았다. 술을 마시고 수업을 했던 다른 친구들 역시 마찬가지였다.

"정말 오랜만에 기분이 참 좋아. 취해 있지 않을 때도 뭔가 달라. 뭔가 있는 거 같아. 좀 더 차원 높은 뭔가가."

"흥미로운 생각이야."

"수업이 이렇게 잘 되는 건 오랜만이야. 분명히 뭔가 더 있어."

"더 노골적인 뭔가가 있다고 생각해?"

"같은 농도에도 사람마다 반응이 다를지도 몰라."

"마시고 확인해보자."

"잠깐만, 그러면 우리는 알코올 중독자인가?"

"아니야. 중독자는 우리처럼 통제하며 마시지 못해."

실험은 이제 2단계로 진입한다. 그들은 술을 마시는 양을 늘리기 시작한다.

'2부, 개인의 혈중 알코올 농도 실험. 각자 다양한 양의 알코올을 매일 섭취해 최적의 직업적·사회적 수행 능력 수준을 만든다. 이에 따른 영향의 증거를 수집한다.'

그때까지만 해도 몰랐다. 그들이 얼마나 술에 빠지고 있는지. 그리고 술이 어떤 결과를 가져올지도.

2023년에 보건복지부가 발표한 '지역사회 통합건강증진사업 안내통계'에 따르면 매년 5,000명이 알코올성 질환으로 사망한다. 이는 인구 10만 명당 10명이 술 때문에 사망한다는 의미다.

술은 두 가지 방법으로 사람의 목숨을 빼앗는다. 하나는 '건강을 잃게 해서' 또 하나는 '술 때문에 생긴 사고'로. '과도한 음주, 알코올 섭취가 인체에 해롭다'는 주장은 이미 수많은 사례와 연구 결과를 통해 밝혀졌다.

술은 특히 각종 암, 심혈관 질환, 치매를 유발하는 물질로 인과관계가 밝혀진 질병도 굉장히 많다. 구강암, 식도암, 유방암, 간암, 간경변증, 지방간, 심장병, 고혈압, 대장암, 당뇨병, 급성 췌장염, 위염, 급성 위궤양, 치매, 정신 장애 등등 나열하면 끝이 없을 지경이다.

물론 '적당한 음주가 오히려 건강에 이롭다'는 애주가들의 실낱같은 희망도 존재한다. 실제로 적당량의 음주는 관상동맥질환 위험률과 사망률을 낮춘다는 연구 결과도 존재한다.

그러나 문제는 그 '적당량의 음주'가 여성은 하루 1잔, 남성은 하루 2잔 이하의 아주 적은 양이라는 점이다. 또한 증가하는 암, 간질환 발생률 등은 그 이점을 상쇄키기에 충분하기 때문에 술이 건강에 이롭다고 보기는 힘들다.

한국보건사회연구원이 발표한 '음주로 인한 사회경제적 손실 비용'은 연간 7조 3,698억 원에 달한다. 술로 인한 질환이 6조 1,200억 원을 차지하고, 나머지 1조 2,498억 원은 '음주자가 일으킨 사고로 인한 손실 비용'이 차지한다.

실제로 술로 인한 사회적 문제라고 하면 가장 먼저 떠오르는 것이 '음주 운전'이다. 한국도로공사가 '2018~2022년 월별 교통사고 건수 자료'를 분석한 결과, 전체 교통사고 중 8%가 음주 운전 사고였다.

지금도 TV를 보면 인기 연예인들이 술 광고를 하는 모습을 볼 수 있다. 이는 술과 음주에 대해 관대한 사회적 분위기를 보여준다. 술을 어느 정도 즐기는 것은 좋지만, 술로 인한 사고에 대해서는 엄격한 잣대를 가졌으면 한다.

음주를 자제할 수 없고, 술이 없으면 정상적인 생활이 어려운 상태를 '알코올 중독' 또는 '알코올 의존증'이라고 한다. '알코올 중독은 죽어야 끝이 난다'는 말이 있을 정도로 술을 끊는 건 굉장히 어렵다.

왜냐하면 알코올이라는 약물에 단순히 신체적 중독성만 있는 게 아니라, 술을 마실 수밖에 없는 사회적, 심리적 요인이 함께 작용하기 때문이다.

하지만 알코올 중독의 끝은 죽음이기 때문에 약물 치료와 심리 상담을 받으면서 적극적으로 치료해야 한다. 한국은 알코올 중독 환자 수가 200만 명, 특히 남성의 25%가 알코올 의존을 경험한다. 알코올은 WHO에서 엄연히 마약으로 분류한 중독 물질이다.

제약 회사의 어두운 이면

<러브 & 드럭스> <페인 허슬러>

#S1.

살인적인 미소와 수려한 말발, 어떤 여성이든 꼬실 수 있을 만큼 매력이 넘치는 젊은 청년, 제이미 랜달은 돈을 많이 벌고자 다국적 제약 회사 '화이자'의 영업 사원으로 입사한다.

화이자의 신입 사원 연수 교육을 받은 후 그가 처음 발령받은 지역은 미국 오하이오 주였다. 그는 외판원처럼 제품 샘플이 든 가방을 들고 병원을 전전하는 일을 한다.

그런데 하필이면 첫날부터 변덕스러운 오하이오 주의 하늘이 비를 뿌리기 시작한다. 동행하는 사수가 차 트렁크를 열자 홍

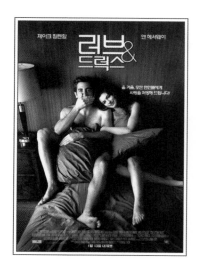

러브 & 드럭스
(Love And Other Drugs)
2010

감독 : 에드워드 즈윅
출연 : 제이크 질렌할, 앤 해서웨이 외

보를 위한 브로슈어와 판촉물이 가득하다.

"잘 들어. 영업 사원은 병원 출입 금지야. 대신 의사에게 우산을 씌워줄 수는 있지. 저기 온다. 주저 말고 들이대. 명심해. 화이자는 환자의 행복! 의사의 돈줄이다! 펜을 가져가. 펜을 주면 마음이 좀 쉽게 열리지."

제이미가 병원으로 들어가려는 의사에게 다가간다. 우산을 씌워주는 척, 그의 앞을 가로막다시피 나선 후에 준비한 멘트를 건넨다. 최대한 짧은 시간 안에 끝내야 한다!

"박사님. 화이자의 제이미 랜달입니다."

"필요 없어요."

"지트로맥스에 대해 잠깐만……"

"됐소. 볼펜 필요 없어요."

오랜 시간 동안 영업에 시달려왔던 의사가 신입 사원보다 한 수 위였다. 의사는 능숙하게 제이미를 무시하고 지나간다. 여자들이었으면 그의 잘생긴 얼굴로 어떻게든 됐을 텐데. 이런 감정은 오랜만이다.

#S2.

여기 또 한 명의 신입 사원이 있다. 홀로 어린 딸을 보살피는 싱글맘 라이자 드레이크다. 산전수전을 다 겪은 그녀는 현재는 클럽에서 일하며 생계를 유지하는데, 손님인 피트 브레너로부터 스카우트를 받는다.

사람을 보는 관찰력, 손님의 욕망과 니즈를 파악하는 눈썰미, 그리고 스트리퍼로서 가진 은밀한 매력까지. 피트는 제약 회사 영업 사원이 그녀의 적성에 딱 맞는다고 한다.

그러나 〈러브 & 드럭스〉의 제이미가 거대 다국적 제약 회사에 소속된 것과 달리, 그녀가 들어간 곳은 허술하고 언제 망해도 이상하지 않은 '잔나'라는 소규모 제약 회사였다.

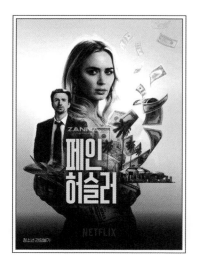

페인 허슬러
(Pain Hustlers)
2023

감독 : 데이빗 예이츠
주연 : 에밀리 블런트, 크리스 에반스, 캐
서린 오하라 등

"그럼 저는 이제부터 뭘 해야 하죠?"

"의사가 우리 회사 약을 처방하게 해요. 딱 한 번이면 돼요."

"이 회사는 고용 안전성도 없고, 기본급은 쥐꼬리만 한데……."

"기본급은 신경 쓰지 마요. 중요한 건 커미션이에요. 최대 용량
처방이면 얼마인 줄 알아요?"

"얼마인데요?"

"4만 달러."

"1년에?"

"한 달에요."

그녀의 머릿속으로 돈 굴러오는 소리가 들린다. 4만 달러나

       영화관에 간 약사

되는 돈이면 아픈 딸의 수술비도 금방 마련할 수 있다.

"환자 1명당 커미션이 연간 4만 8천 달러네요."
"10명이면 50만 달러에요. 성공은 하늘의 별따기예요. 죽을 때까지 매달릴 배짱이랑 근성이 있어야 해요."

자본주의의 최전선, 리베이트

"안녕하십니까. 약국장님!"

멀끔하게 양복을 입은 사원이 약국 문을 열고 들어온다. 잇몸이 만개한 미소와 깍듯한 90도 인사는 오랜 반복과 연습의 결과로 보인다. 가방 속에 가득한 브로슈어와 약 샘플을 보는 순간, 그가 누구인지 금방 알 수 있다. 바로 제약 회사의 영업 사원이다.

약국을 운영하는 약사와 영업 사원은 떼려야 뗄 수 없는 관계다. 영업 사원들이 약국에서 하는 일은 많다. 자사의 신제품을 홍보하고, 주문받은 제품을 배송해주고, 제품의 장점과 관련 정보를 전달하고, 샘플을 건네주고, 파손된 제품을 반품해주고, 법에 위반되지 않을 정도의 선물을 주기도 한다.

무언가를 사고파는 것은 결국 사람 간의 일인지라, 솔직히 필자도 인상이 좋거나 친해진 영업 사원의 제품에 조금 더 관심이 가고, 더 주문하고 싶은 것이 인지상정이다.

제약회사 영업 사원들은 크게 약국을 담당하는 사원과 병원을 담당하는 사원으로 나뉜다. 전문 용어로 OTC 담당, ETC 담당이라 한다. 보통 갓 입사한 사원의 경우 OTC 담당으로 배정되고, 어느 정도 경력이 쌓인 사원은 ETC 담당으로 배정된다.

사실 제약 회사 영업의 제일 중요한 영업 대상은 약국이 아닌 병원이다. 의약 분업 이후로 전문 의약품을 처방하는 '처방 결정권'이 의사에게 있기 때문이다.

전문 의약품을 처방함으로써 얻는 이익이 일반 의약품보다 훨씬 크다. 의사의 처방이 늘수록 제약 회사의 이익도 증가한다.

그래서 영업 사원들은 1분도 안 되는 찰나의 순간만이라도 의사를 만나기 위해 병원 대기실에서 기다리고 또 기다린다. 간호사에게 잘 보여서 정보를 얻거나, 출퇴근 시간을 노려서 기회를 엿본다.

언뜻 보기에는 무의미해 보일지 몰라도, 의사를 잘 설득해서 자사의 약을 처방하게 만든다면 대박이다. 약이 꾸준히 처방되면 제약 회사에게는 엄청난 이익이고, 영업 사원은 인센티브를 받을 수 있다.

하지만 그만큼 고되고 힘든 일이라 1년을 버티지 못하고 나가떨어지는 이가 많다. 영업직 3대장으로 보험, 자동차, 그리고 약을 뽑는 이유가 있다. 내가 해내는 만큼 큰 이익을 보장하지만, 어물쩍대다가는 가차 없이 나가떨어진다.

처방을 내리는 의사, 약을 조제하는 약사, 그와 연관된 간호사나 병원 직원들에게 시달리고 눈치를 볼 수밖에 없다. 한 마디로 을의 입장이라 뉴스에서도 '제약 회사 직원에 대한 의사나 약사의 갑질' 소식을 종종 접할 수 있다.

자본주의의 최전선에 위치한 영업직이기에 실적에 대한 압박도 빼놓을 수 없다. 좋아지기도 하고 나빠지기도 하는 상황 속에서 매번 일정한 수준의 실적을 내기란 쉽지 않고, 실적이 좋지 않을 때 받는 스트레스는 어마어마하다.

꾸준히 이익을 내야 하는 건 개인이나 제약 회사나 마찬가지다. 그래서 이 과정에서 실적을 만들기 위해 해서는 안 되는 짓까지 저지르기도 한다.

'공정거래위원회, xx 제약 불법 리베이트 의혹으로 298억 원 과징금 부과'
'00 제약 50억 원 리베이트, 관련 의사 150명 행정 처분'

제약업계에 뿌리 깊게 박힌 문제가 바로 '불법 리베이트'다. 불법 리베이트란 의약품 판매 과정에서 약을 처방한 의사에게 일부 금액을 돌려주는 것을 말한다.

가장 최근 적발된 제약 회사는 일전에도 불법 리베이트로 과징금을 낸 전적이 있음에도 또다시 불법 리베이트를 제공하다 적발되었다. 그만큼 불법 리베이트의 유혹에 벗어나기 힘들다는 말이다.

의사가 불법 리베이트를 제공하는 제약 회사의 약 100만 원 어치를 처방하면 얼마를 받을까? 100만 원을 받는다. 처방한 비용과 같은 금액을 고스란히 받는 셈이다.

실제로 2019년부터 2023년 6월까지 불법 리베이트 적발로 행정 처분을 받고 면허가 취소된 의료인은 총 23명이었는데, 한의사 1명을 제외하면 모두 의사였다.

제약 회사와 의사는 불법 리베이트로 이익을 얻지만, 결국 그 피해는 고스란히 환자에게 돌아간다. 평소 처방받던 약이 바뀌면 환자는 약에 대한 정보 접근성이 떨어지기 때문에 의사의 '괜찮다'는 말만 믿고 바뀐 약을 복용할 수밖에 없다.

의료 학술 포털 '키메디'에서 2021년에 의사 회원 199명을 대상으로 제약 회사의 영업 사원과 교류한 횟수를 조사한 설문 조사에 따르면 1주 동안 2명을 만난다는 답변이 43%였고, 3~4명을 만난다는 답변도 18%나 되었다. 특히 봉직의보다 개인 병원을 운영하는 개원의의 교류가 더 많았다.

이런 교류는 좋든 나쁘든 의사의 처방 결정권에 영향을 끼친다. 여러분은 자신이 복용하는 약이 정말 객관적인 의학적 근거에 기반한 처방이라고 생각하는가? 글쎄, 필자는 모르겠다.

의사도 결국 사람이기에 개인의 욕심과 의료 윤리 의식의 결여, 제약 회사의 탐욕이 처방에 개입할 확률을 무시할 수 없다.

'일주일 안에 통증 클리닉의 라이델 박사가 로나펜을 처방하
게 만들어라.'

라이자가 입사하고 처음 받은 미션이다. 로나펜은 잔나에서
개발한 제품으로, 혓바닥 밑에 뿌리는 펜타닐 진통제다. 이미
경구용 약과 사탕처럼 먹는 펜타닐 진통제가 자리 잡은 상황
에서 누가 굳이 뿌리는 펜타닐을 사용할까?
하지만 라이자는 물러설 곳이 없다. 특유의 근성, 끈기, 눈썰미,
그리고 사람의 마음을 훔치는 화려한 말솜씨 덕분에 로나펜
을 처방하는 의사들이 늘어나기 시작한다.
매출은 점점 오르고 회사의 규모도 커진다. 라이자는 엄청난
인센티브를 받으며 마케팅 부사장 자리까지 승진한다. 회사는
그녀에게 저택과 600만 달러의 스톡옵션을 준다.
하지만 영원한 성장은 없는 법. 매출이 더 이상 늘지 않자 잔
나의 사장인 닐 박사는 초초해지기 시작한다.
제약 회사는 꾸준히 신약을 개발해야 성장하는데, 잔나가 가
진 건 오직 로나펜뿐이다. 그러자 닐 박사는 욕심을 부려 로나
펜을 일반 환자에게까지 처방하기를 바란다.

"고통받는 사람이 수백만 명이야. 신장 결석, 섬유 근육통, 수

술 후 통증. 그런데 암 환자한테만 우리 약을 처방하라고? 대체 왜?!"

닐 박사의 압박으로 라이델 박사의 클리닉으로 찾아온 라이자. 클리닉은 로나펜을 처방받기 위한 환자들로 장사진을 이루고 있다. 다들 알게 모르게 로나펜에 중독된 상태다.
저 멀리서 라이델 박사가 다가온다. 로나펜 처방으로 한몫 단단히 챙긴 덕분에 스포츠카도 한 대 뽑았다. 둘은 진료실 안에서 대화를 나눈다.

"상담할 일이 있어요……. 우리끼리만 아는 이야기로요."
"뭐죠? 말해 봐요."
"위쪽에서 일반 환자에게도 로나펜을 처방하래요. 시키니까 오기는 했지만 박사님이 거절했다고 전달할게요."
"내 대답은 듣지도 않고요? 리베이트를 줘요. 총수입의 25%. 그럼 일반 환자에게도 처방해주죠."

당연히 거절할 줄 알았던 예상과 달리 리베이트를 대가로 수락하는 답변에 라이자는 갈등한다. 로나펜의 주성분은 마약성 진통제인 펜타닐이다.
일반 환자에게도 로나펜을 처방하기 시작하면 수많은 중독자가 생길 건 불 보듯 뻔하다. 그러나 회사도 원하고, 의사도 원하고 있다. 그녀는 어떻게 해야 할까?

사람을 좀비로 만드는 마약

한때 뉴스와 인터넷에서 '미국 좀비 거리'란 영상이 화제가 된 적이 있다. 미국 필라델피아의 켄싱턴 거리를 촬영한 영상인데, 영상 속 사람들은 기괴한 자세를 취한 채 몸을 제대로 가누지 못한다.

단체로 플래쉬몹이라도 하는 건가 싶은 이 영상은 실제 거리의 모습이다. 그리고 이들은 모두 펜타닐 중독 환자다.

현재 미국의 가장 큰 사회 문제 중 하나는 '마약성 진통제인 펜타닐 중독자들의 급증'이다. 특히 필라델피아의 경우 중독자가 너무 많아서 연방 정부도 통제할 수 없는 상황에 이르렀다.

펜타닐은 아편의 성분에서 유래된 '아편계 진통제'의 한 종류다. 모르핀, 헤로인, 옥시코돈 등 수많은 아편계 진통제가 존재하는데, 펜타닐은 모르핀의 진통 효과보다 100배나 강하다. 진통 효과가 강력한 만큼 중독성과 쾌락도 강하여 마약으로 남용된다.

펜타닐을 복용하면 뇌 속 도파민이 폭발적으로 증가하여 엄청난 행복감과 쾌감을 느낀다. 마치 구름 위에 떠있는 것 같은 환각과 환상을 경험하며 쾌감에 중독되어 계속해서 마약을 찾는 것이다.

펜타닐은 근육을 마비시키는 효과도 강하다. 펜타닐 가루를 새끼 손가락으로 꾸욱 눌러서 묻어 나오는 양만으로도 사람을 죽일 수 있다. 펜타닐이 호흡근을 마비시켜서 사람을 질식시키기 때문이다.

우리는 보통 마약이 음지를 통하여 전파되었으리라 생각하지만, 펜타닐이 미국 사회에 널리 퍼지게 된 데는 의사들의 역할이 컸다. 마약성 진통제인 펜타닐이 무분별하게 처방되었기 때문이다.

제약 회사로부터 리베이트를 받은 의사들은 두통과 생리통 같은 가벼운 통증에도 펜타닐을 처방했고, 필요하지 않은 경우에도 환자가 요청하면 처방전을 써줬다.

처방 단속을 강화했을 때는 이미 늦은 뒤였다. 중독자의 수가 증가하자 자연히 수요층이 커졌고, 이제 음지를 통해서도 펜타닐이 유입되기 시작했다. 현재는 중국에서 원료를 수입해서 멕시코 카르텔을 통해 제조된 펜타닐이 미국으로 밀수되어 들어온다고 한다.

우리나라 역시 펜타닐로부터 자유롭지 않다. 식품의약품안전처에 따르면 2018년에 806만 건이었던 펜타닐 처방이 2022년에는 1,411만 건으로 가파르게 증가했다.

특히 한국의 경우 마약 소비자의 연령대가 점점 낮아지고 있는 추세이며, 마약을 유통하는 방법 역시 텔레그램처럼 단속이 힘든 메신저에서 이뤄지고 있다는 점도 문제다.

펜타닐은 밀수로 들어오기도 하지만, 병원 처방으로 유통되는 경우도 많다. 펜타닐 중독자들 사이에서는 펜타닐을 처방받을 수 있는 병원을 이른바 '성지'라고 부르며 리스트를 공유하기도 한다.

리스트에 있는 병원으로 가면 펜타닐 패치를 쉽게 처방해준다. 의사는 필요한 처방이었다고 항변하지만, 적법한 처방이라는 변명 뒤에 숨어서 이득을 취하며 수많은 중독자를 만드는 걸 방관한 것은 아닌지 의심이 들 수밖에 없다.

#S4.

한편 제이미는 거친 영업의 세계에서 조금씩 자리를 잡고 있다. 선물 공세로 간호사들의 환심을 사고, 환자들의 연락처를 얻어내고, 의사들과 친해지며 안면을 트기 시작한다.

그러다 한 의사의 진료에 가짜 인턴으로 참석한 곳에서 매기 머독과 만난다. 특이하게도 그녀는 젊은 나이에 노인층이 많이 걸리는 '파킨슨병'을 앓고 있다.

"말도 안 돼. 26살짜리가 파킨슨병 약을?"

매기는 화이자의 라이벌 회사인 릴리의 영업 사원 트레이와 소위 말하는 '가벼운 연애'를 하는 중이었고, 그의 소개로 이곳에 왔다. 그녀는 의료 보험에 가입되지 않았지만 여기의 의사는 돈만 두둑이 지불하면 원하는 약을 처방해준다.

"안녕하세요. 박사님. 릴리의 트레이가 예약을 잡아줬어요."
"네, 좋은 친구죠."
"음, 생각하기 나름이죠."

제이미는 파킨슨병에도 주눅 들지 않고 의사의 말을 농담으
로 받아치는 쾌활한 그녀에게 마음을 빼앗긴다.

"그럼, 단일처방이죠?"

의사의 질문에 매기는 능숙하게 필요한 약을 줄줄 말한다.

"네, 시네메트정 50ml 하루 2번, 구토 억제제 하루 3번, 떨림 증
세 완화제 2ml 하루 3번, 또 병 때문에 우울할지도 모르니 프로
작도 주세요."
"20대에 파킨슨병이라……. 드문 케이스군."
"네, 의사들도 착각했죠. 수전증, 윌슨병, 헌팅턴병, 소뇌위축
증, 매독. 아, 매독이 아닌 건 다행이죠!. 내가 19세기 창녀도 아
니고. 한동안은 뇌종양이래서 엄청 겁먹고 근육병 검사도 받
았는데 결국은 파킨슨병이었어요."

노년에 찾아오는 절망적인 질환

파킨슨병은 치매, 뇌졸중과 함께 '3대 노인성 질병'으로 불린다. 고령화 인구가 증가하는 만큼 퇴행성 질환인 파킨슨병 환자 수도 늘어나고 있다.

파킨슨병을 한 마디로 표현하자면 '몸을 조절하는 리모컨이 고장난 병'이다. 우리 뇌에서 도파민을 분비하는 흑색질의 신경 세포가 퇴화하면서 생긴다.

도파민이라고 하면 흔히 즐겁고 기분 좋을 때 분비되는 물질이라 알고 있지만, 도파민은 또 하나의 중요한 기능을 가지고 있다. 바로 인간의 운동 능력을 조절하는 기능이다.

피아노 건반이나 키보드를 두드리는 손가락을 보면 우리 뇌가 얼마나 정교하게 근육을 조절하는지 알 수 있다. 적재적소에 움직이고 멈추는 이 미세한 동작들은 도파민이 분비되기 때문에 가능하다.

파킨슨병 환자들은 도파민을 분비하는 뇌세포가 사라져서 자신만의 시간 속에 갇혀버린다.

초기 파킨슨병으로 나타나는 증상은 '떨림'이다. 이유 없이 손발이 떨리며 평소에는 멀쩡해 보이지만 가끔씩 손 떨림을 주체할 수 없다. 약통에서 약을 꺼내려 하지만 뚜껑조차 제대로 열지 못한다.

증상이 심해지면 움직임이 느려지고 근육이 뻣뻣해진다. 이때부터는 걸음도 느려지고 가끔 중심을 잃고 주저앉거나 넘어지기도 한다.

말기에는 일상생활이 어려울 정도로 움직이는 게 힘들어진다. 말을 제대로 하지도 못하고, 치매 증상까지 함께 나타나서 기억력이 감퇴하고 정서가 불안정해지기도 한다.

심지어 파킨슨병은 환자를 돌보는 보호자들의 삶까지 무너뜨린다. 제이미와 만난 한 파킨슨병 환자의 보호자는 이렇게 조언한다.

> "빨리 여자 친구와 좋게 끝내고 건강한 여자를 만나요. 난 아내를 사랑하지만 또다시 겪긴 싫소. 내가 사랑했던 아내의 모든 게 사라졌소. 매력, 미소, 고운 심성까지도. 곧 운동 신경도 죽어서 옷도 혼자 못 입게 될 거요. 진짜 심각한 건 대소변 문제지. 표정도 굳고, 치매도 오고, 파킨슨병은 재앙이오."

알츠하이머병 골관절염, 황반변성, 골다공증, 파킨슨병. 이 질병들의 공통점은 뭘까? 첫째는 나이가 들수록 점점 무서워지는 '퇴행성 질환'이라는 점이고, 둘째는 오랜 투병으로 주변에 있는 사람들까지 지치게 만든다는 점이다.

그렇기에 매기는 자신을 진지하게 사랑하려는 제이미를 밀어낸다. 점차 죽어가는 자신을 사랑하는 일은 너무나 힘들다는 것을 알기 때문이다.

그럼에도 제이미는 오직 사랑하는 사람을 병을 고치겠다는 의지로 매기와 함께 파킨슨병 전문가들을 찾아 미국 전역을 돌아다닌다.

치료제가 존재하지만 쓸 수 없는 이유

안타깝게도 아직 파킨슨병을 완치할 수 있는 치료제는 개발되지 않았다. 그렇다면 현실에서 파킨슨병 치료에 가장 많이 쓰는 약은 무엇일까? 바로 '레보도파'와 '카르비도파'다.

뒤에 붙은 '-도파'라는 단어를 보면 알 수 있듯이 도파민과 관련이 있다. 외부에서 도파민을 직접 주입하는 것은 효과가 없다. 왜냐하면 도파민은 '뇌혈관장벽(blood brain barrier)'이라 부르는 뇌 안의 막을 통과하지 못하기 때문이다.

하지만 레보도파와 카르비도파는 막을 통과한 후에 도파민으로 변한다. 그래서 뇌 속 도파민의 양을 늘려 파킨슨병 진행을 늦춰준다.

이 약은 1회 복용 후 효과가 8시간 정도로 오래 지속되며, 부작용도 크지 않은 편이다. 그래서 파킨슨병을 진단받았을 때 가장 처음으로 처방받는 약이다.

영화에서 매기가 말한 시네메트정 역시 레보도파와 카르비도파 성분의 약이다. 하지만 안타깝게도 시네메트정과 마도파정은 국내에서 더 이상 볼 수 없게 되었다. 그 이유가 뭘까?

우리나라 보건복지부는 주기적으로 제약 회사와의 협상을 통해 약값을 정한다. 문제는 보건복지부가 제약 회사 측에서 제시한 가격을 낮추는 방향으로 협상한다는 것이다.

물론 가격을 낮추면 환자 입장에서는 좋지만, 제약 회사 입장에서는 수익이 나지 않는 나라에 약을 판매할 이유가 없다. 이런 이유로 2021년에는 시네메트정이, 2023년에는 마도파정이 국내 시장에서 철수했다.

그로 인해 2023년에는 파킨슨병 환자들이 국정 감사에 참여해 해당 약을 다시 복용할 수 있게 해달라며 애절하게 읍소를 하는 뉴스가 나오기도 했다. 보건복지부의 졸속 행정, 합리적이지 못한 탁상 정책으로 결국 환자들만 피해를 보게 되었다.

필자 역시 코로나19 팬데믹을 겪으면서 비슷한 경험을 했다. 물류 파동을 거치면서 배송비와 약의 원재료비는 증가했는데, 오히려 국내 약값은 몇 번에 걸쳐 인하됐다.

그 결과는 어땠을까? 제약 회사들이 해열제, 감기약처럼 필수 의약품이지만 저렴한 약을 만들지 않기 시작했다. 결국 처방받아도 약국에 약이 없어서 받을 수 없는 사태가 되어서야 정부는 부랴부랴 약값을 인상했다.

이런 사태가 여태 반복되고 있어서 씁쓸하기만 하다. 약품의 가격은 합리적으로 책정해야 한다. 무조건 높은 것도, 무조건 낮은 것도 좋은 것이 아님을 이제는 깨달았으면 하는 마음이다.

#S5.

계속 2등 자리에서 고전하던 제이미, 상황을 바꿀 수 있는 결정적인 한 방이 필요하다. 그러다 마침내 기회가 찾아온다.

화이자에서 이전에는 없던 어마어마한 신약이 출시된다는 소문을 들었기 때문이다. 그는 직장 선배에게 넌지시 묻는다.

"발기 부전 치료제가 나온다면서요?"
"어디서 들었어? PDE-5 억제제야. 성분은 '실데나필(sildenafil)'이고, 혈압약으로 임상 실험을 진행하던 중에 발기를 지속시키는 효과가 발견됐지."
"이름은요?"
"비아그라."

며칠 후 비아그라가 그의 손에 들어온다. 이제 제이미가 할 일은 이 기적의 약을 널리 알리는 것뿐이다.

"당뇨, 전립선암, 음경 손상 환자에게 특효죠."
"성기능이 약한 분에게도, 발기 부전증에도 아주 탁월해요. 몇 년간 그게 서지 않았던 분들에게 희소식이죠. 이건 혁명입니다."

비아그라를 발견한 화이자는 금광을 발견한 셈이다. 이비인후과, 종양학과, 소아과 의사들 모두 자신이 복용하기 위해 제이미를 찾았다. 제이미는 비아그라 덕분에 한 달 만에 1년치 실적을 넘겼다.

치료제의 개념을 새롭게 정립한 비아그라

여전히 필자는 '발기 부전' 치료제를 애둘러 표현하는 데 서툴다. '밤에 먹는 약', '음, 그거 약', '튼튼해지는 약' 등 여러 표현을 사용한다. 약을 처방받는 환자는 많지만 직접적으로 말하지 않는다.

발기 부전은 예나 지금이나 말하기 부끄러운 질환이다. '발기가 안 된다'는 것은 남자로서의 기능에 문제가 있다는 말이니 자존심 상하기 때문이다.

은밀한 성생활 이야기를 다른 사람에게 털어놓을 이유도 없고, 또 해결책도 마땅치 않으니 그저 혼자서 끙끙 앓을 수밖에 없다.

'비아그라'의 발견은 발기 부전 치료의 판도를 바꾸어 놓았을 뿐만 아니라, 의약품에 대한 기존의 개념마저 완전히 바꾸어 놓았다.

첫 시작은 영국 스완지에 있는 모리스턴 병원이었다. 당시 화이자는 협심증 완화에 쓰일 신약을 개발 중이었다.

'UK92480'이란 실험 물질이 동물 실험에서 괜찮은 결과를 보이자, 그들은 영국 모리스턴 병원의 환자들을 대상으로 사람에게도 협심증 증상을 완화시킬 수 있는지 실험 중이었지만, 실험 결과는 썩 좋지 않았고, 실험은 실패를 앞두고 있었다.

그런데 병원의 간호사들이 이상한 점을 발견했다. 약을 먹은 환자들의 동태를 살피러 갈 때마다 환자들이 배를 침대에 대고 엎드려 누워 있는 게 아닌가?

무슨 일인가 하니 약을 먹은 환자들에게 이상하게 발기가 유독 오래 지속되는 현상이 발생했다고 한다. 알고 보니 그들이 연구했던 약물이 환자들의 심장 혈관이 아니라 다른 부위, 즉 음경의 혈관을 확장했던 것이다.

연구진들은 이 기회를 놓치지 않고 재빨리 노선을 바꿔 협심증 치료가 아닌 발기 부전 치료 연구를 진행했다. 총 4,000명을 대상으로 21개의 임상 실험이 진행되었는데, 약을 복용한 환자 중 75~80%가 효과를 보였다.

이 혁신적인 제품의 이름을 무엇으로 해야 할까? 연구진은 활력과 강함을 의미하는 'Vigor'와 북미에 있는 거대한 폭포인 '나이아가라(Niagara)'를 합쳐서 'Viagra'라는 이름을 붙여주었다. 참, 센스 있지 않은가?

그렇게 비아그라는 출시되자마자 어마어마한 성공을 거뒀다. 화이자는 20년 동안 비아그라의 수익만으로 미국에서 6,200만 달러, 한화로 740억 원을 벌었다.

비아그라 덕분에 사람들은 더 이상 발기 부전을 부끄러워하지 않았다. 약해진 성기능으로 이혼에 직면했던 가정들이 살아난 것은 말할 것도 없다.

일전에는 약들이 협심증, 세균 감염, 감기, 고혈압, 당뇨 같은 '몸이 아픈 질환을 치료하는 약'이었다면, 비아그라는 '삶의 질을 향상시키는 약'으로 치료제의 개념을 새로이 정립했다.

비아그라의 저작권이 2012년에 만료되어서 현재는 한국에서 같은 성분, 같은 효과를 내지만 가격은 더 저렴한 복제약이 처방되고 있다.

영화관에 간 약사

코로나19 팬데믹은 예견되었다

<컨테이젼> <아웃브레이크>

#S1. ....

미국에서 원인 불명의 전염병이 발생한 지 7일째, 미국 질병
통제예방센터장 엘리스 치버 박사와 바이러스 연구원인 앨리
핵스톨 박사가 바이러스의 구조를 밝혀내고 있다.

그들은 컴퓨터에서 3D 모형으로 구현된 바이러스 배열을 이
리저리 돌려본다. 앨리 박사가 입을 연다.

"바이러스의 배열과 기원을 밝혀냈는데, 폐와 뇌에 침투하고
박쥐, 돼지와 염기 서열이 같아요. 박쥐와 돼지 병균이 결합한

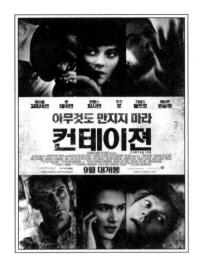

컨테이젼((Contagion)
2011

감독 : 스티븐 소더버그
출연 : 마리옹 꼬띠아르, 맷 데이먼, 로렌스 피시번, 주드 로, 기네스 펠트로, 케이트 윈슬렛 외

거예요."

"이런 거 본 적 있어?"

"아니요. 그리고 변이 속도가 엄청나게 빨라요."

"할 일이 그것뿐이잖아. 치사율은 20%를 조금 넘고, 치료법도 없군."

엘리스의 표정이 어두워진다. 사람들에게 치료법도 없고 치사율도 어마어마한 질병이 발생했다고 발표하면 어떤 일이 벌어질까? 그는 서류를 정리하고 자리에서 일어난다.

"생물안전등급 4등급 실험실에서만 연구해. 신발에 묻어서 유

영화관에 간 약사

출되기라도 하면……. 대재앙이 닥칠 거야."

다음날 국장은 공식적으로 신원 미상의 전염병에 대해 발표한다. 기자들이 질문을 위해 손을 든다.

"현재까지 감염자와 사망자 숫자는요?"
"정확한 통계는 아직이지만 빠른 속도로 늘어나고 있고 현재 치사율을 계산하고 있어요."
"신종플루 때 과잉 대응으로 국민들의 원성을 샀는데 이번엔 다를까요?"
"늑장 대응으로 국민들이 죽기보단 과잉 대응으로 비난받는 게 낫죠. 역학 조사를 통해 감염 경로를 밝히는 게 급선무입니다."

팬데믹이 만든 광경

2023년 5월 5일, WHO는 코로나19 종식을 선언했다. 변이 바이러스가 계속 등장하고 있지만 면역을 가진 환자도 증가했고, 병의 중증도도 많이 감소했기 때문이다. 2020년 1월부터 시작된 3년 4개월간의 길고 긴 대장정이 드디어 그 끝을 알렸다.

필자는 중국 우한에서 '원인 불명의 기관지 전염병'이 등장했다는 이야기를 처음 들었을 때도 거대한 대륙에서 일어나는 하나의 해프닝이라고만 생각했다. 이렇게 오래, 그리고 전 세계에 큰 파장과 변화를 불러올 거라고는 상상도 못했다.

이 작은 바이러스가 전 세계를 휩쓸고 지나가면서 필자뿐만 아니라 모든 국민이 '팬데믹'이라는 것을 처음으로 겪었다.

한여름에도 마스크를 쓰고 출퇴근해야 했으며, 사람이 많이 드나드는 식당과 운동장은 문을 닫았다. 한낮에도 거리는 사람 하나 없이 조용했고, 버스와 지하철 안에서도 사람들은 입을 열지 않았다.

학생들은 학교가 아닌 집에서 인터넷을 통해 수업을 들어야 했으며, 대학 신입생들은 학과 동기들의 얼굴도 못 본 채 진학했다.

코로나19 바이러스는 빠르게 퍼져 남녀노소를 가리지 않고 전염됐다. 특히 고령의 어르신들은 목숨을 잃기도 했다. 감기 같아 보이는 병으로 죽을 수 있다는 사실 때문에 사람들은 공포에 휩싸였다.

팬데믹의 최전선에서 일했던 약사들도 많은 변화를 겪었다. 정부에서 배분하는 공공 마스크를 수령하기 위해 수많은 사람이 약국 앞에 줄을 섰다. 무질서한 상황 속에서 아찔한 순간도 종종 발생했다.

특정 의약품은 동이 나기도 했으며, 사람들이 '무슨 약이 좋다더라'는 거짓 정보에 휩쓸려서 품절 대란이 일어났고, 그 여파로 애꿎은 약사들이 홍역을 치르기도 했다. 누가 이런 아비규환을 상상이나 했을까 싶지만, 소름 끼치도록 정확히 예언했던 영화가 한 편 있다.

영화관에 간 약사

코로나19를 예견한 영화

2011년에 개봉한 스티븐 소더버그 감독의 영화 〈컨테이젼〉은 치명적인 전염병이 전 세계를 덮쳤을 때, 인간과 사회가 어떤 모습인지 적나라하게 보여준다.

맷 데이먼, 기네스 펠트로, 케이트 윈슬렛, 주드 로 같은 당대 유명 배우들이 출연한 영화였음에도 개봉 당시 성적은 썩 좋지 못했다. 국내 관람객만 해도 23만 명밖에 되지 않았다.

이유는 영화를 보면 알 수 있다. 각본가 스콧 Z. 번스는 기존의 바이러스 관련 상업 영화들과 다르게 '최대한 개연성 있고 사실적인 스토리'를 원했다. 이를 위해 오랜 시간 실제 현장에서 일한 전염병 전문가들의 자문을 받으며 각본을 완성했다.

그래서 다른 상업 영화처럼 현란한 액션이나 매력적이고 사악한 악당은 등장하지 않는다. 마치 다큐멘터리처럼 실제 일어났던 일을 담담하게 보여준다. 오죽하면 주인공은 자신의 아내와 아들이 죽어도 눈물 흘리며 오열하지 않는다.

그렇게 흥행하지 못하고 기억 속에서 사라질 뻔한 〈컨테이젼〉은 9년이 지나, 정확히는 코로나19가 퍼진 뒤에 이른바 '역주행'을 한다. 코로나19가 유행한 2020~2021년에 온라인 상영관 상위 20위 안에 항상 〈컨테이젼〉이 있었다.

영화 자체만으로는 상업 영화라는 게 믿기지 않을 만큼 담담한 진행과 찝찝한 마무리가 아쉬움을 남겼지만, 한편으로는 이런 모습이 야말로 정말 현실에서 일어날 법하다는 생각이 들었다.

코로나19 팬데믹에서 봤던 모습을 소름 끼칠 정도로 정확하게 묘사하고 있었기에 이 영화는 '팬데믹 공감'이라는 요소 하나만으로도 볼 가치가 충분하다고 생각한다.

이전에도 '팬데믹', '바이러스', '전염병'이라는 주제는 수많은 문학과 영화의 소재로 사용되었다. 질병이라는 재앙 앞에서 저항도 못하고 죽는 공포, 그 안에서 보여주는 인간들의 이기심과 정부의 무능함, 그리고 대의를 위해 희생하는 영웅들의 모습은 창작물의 소재가 되기 충분하기 때문이다.

알베르 카뮈의 〈페스트〉는 페스트균을 통해 전파되는 급성 열성 감염병인 페스트가 1940년대 알제리의 해변 도시 오랑 시에서 전파되는 과정을 주제로 삼았다.

우리나라에서도 김성수 감독의 〈감기〉라는 영화가 있다. 36시간 이내에 사망하는 치사율 100%의 호흡기 감염 바이러스가 전파되는 모습을 흥미롭게 보여준다.

그간 전염병과 바이러스를 주제로 다룬 영화들은 많이 있었지만, 미지의 바이러스 자체가 중요한 게 아니다. 바로 '전염병'이라는 거대한 재앙을 둘러싸고 일어나는 공포와 다양한 인간상을 중심으로 봐야 한다.

실제로 바이러스 재난 영화는 코로나19라는 거대한 재앙을 경험

영화관에 간 약사

한 우리에게 묻는다. 한국 사회는 팬데믹 이후 어떤 변화를 겪었는가, 그리고 우리는 어떤 변화를 겪었는가? 이제는 물음에 답할 때다.

#S2.

애임 앨더슨 사의 마크가 적힌 불도저가 밀림을 개간하고 있다. 쓰러지는 나무들 사이에서 서식지를 잃은 박쥐 한 마리는 살 곳을 찾아 근처 돼지 농가로 향한다.

박쥐는 돼지 농가의 천장에서 바나나를 먹다가 떨어뜨리고, 새끼 돼지 한 마리가 떨어진 바나나를 먹는다. 새끼 돼지는 다음날 홍콩에 있는 대형 식당으로 팔려 간다.

주방장이 새끼 돼지를 손질하며 이리저리 만지던 중, 앨더슨 사의 직원인 베쓰 엠호프와 손을 잡고 사진을 찍는다. 바이러스 발병 첫 번째 날이었다.

그 후 베쓰는 홍콩 공항에서 비행기를 타고 미국으로 돌아온다. 영화는 베쓰와 그녀가 만난 다양한 국적의 사람들의 모습을 보여준다.

그들이 주고받은 카드, 그들이 잡은 문 손잡이와 난간, 그들이 먹은 음식, 엘리베이터에서 함께 만난 사람들까지. 그들이 접촉한 흔적들을 하나하나 클로즈업해서 보여준다.

그런데 사람들의 모습이 이상하다. 하나같이 감기에 걸린 듯 열이 나고 아프다. 그리고 영화는 베쓰의 남편인 미치 엠호프가 병원에 있는 아들을 찾으러 오는 모습으로 다시 시작한다.

"몸이 불덩이 같았어요. 체온이 38도가 넘었고요."
"그랬군요. 엄마한테 감기가 옮았나 보네요. 수프를 끓여줘야
겠어요."

4일째 되던 날, 베쓰는 그제야 자신이 감기에 걸린 게 아님을
깨닫는다. 감기보다 더 심각한 무언가에 걸린 그녀는 이제 온
몸에 힘이 없고 시야마저 흐릿하다.
남편이 옆에서 말을 거는데도 들리지 않는다. 급기야 그녀는
들고 있던 잔을 떨어뜨린다. 손과 발에 힘이 들어가지 않는다.

"팔이……."
"여기 앉아. 왜 그래? 약이 너무 독한가?"

다음 순간, 베쓰는 바닥에 쓰러져서 발작을 일으키기 시작한
다. 그녀의 입에서 거품이 나온다. 병원으로 실려가자 위급함
을 눈치챈 의사들이 달라붙어 처치하지만 이미 늦었다.
미치는 아내의 갑작스러운 죽음을 받아들이지 못한다. 분명히
어제까지만 해도 그렇게 아프지 않았는데 이렇게 순식간에
죽어버리다니.

차를 타고 돌아오는 길에 아들에게 뭐라고 설명해야 할까 고민하는데, 아들을 돌보던 보모로부터 전화가 온다. 미치는 놀라며 집으로 달려간다.

"머리가 아프대서 재웠는데 숨을 안 쉬어요."

침대 위의 아들은 싸늘한 시체로 누워있다. 그는 하루 만에 아내와 아들을 잃었다. 하지만 가족을 잃은 건 미치뿐만이 아니다. 세계 곳곳에서 원인을 알 수 없는 병으로 사람들이 죽어가고, 유족은 물론 주변에 있는 사람들까지 목숨을 잃는다.

인류의 존속을 위협하는 바이러스

"지구상에서 인간이 지배 계급을 영위하는 데 가장 큰 위협은 바이러스다."

– 조슈아 레더버그 박사(노벨생리의학상 수상자)

생물과 무생물, 그 사이의 어중간한 공간에 위치한 존재. 바로 세균보다 작고 단순한 구조로 만들어진 바이러스다. 이 작고 단순한 미생물이 인류에게 가장 위협적인 존재가 된 이유는 무엇일까?

그 이유는 바로 '무시무시한 전염성' 그리고 '끝없는 변이와 진화'에 있다. 바이러스는 숙주가 없으면 공기 중에서 아무것도 하지 못한다. 혼자 증식할 수도 없고, 살 수도 없어서 그대로 사멸한다.

하지만 한번 숙주를 찾아서 감염시키면 끊임없이 자신의 복제품을 만드는데, 복제 과정에서 돌연변이가 생긴다. 돌연변이가 된 바이러스는 기존 바이러스보다 오래 살거나, 더 치명적이거나, 더 감염성이 높거나, 치료제에 내성이 있는 쪽으로 진화한다.

특히 이런 돌연변이는 이종 간 전염에서 더욱 잘 발생한다. 우리 집 강아지와 내가 같은 병에 걸리는 경우가 거의 없듯이 모든 생명체가 질병을 공유하지 않는다. 소나 돼지들이 걸리는 병에 사람이 걸리지 않는 것처럼 특정 종만 걸리는 병으로 남기도 한다.

하지만 몇몇 질병은 종의 경계를 넘어서 전파되는데, 이를 '인수공통감염병'이라고 한다. 인수공통감염병은 돌연변이가 발생할 확률이 높다. 바이러스가 서로 다른 유전체를 가진 숙주들을 거치면서 어떤 변이를 일으킬지 예상할 수 없기 때문이다.

인간이 걸리는 감염병의 60~70%가 인수공통감염병이며, 약 250종이나 된다. 전 세계적으로 매년 25억 건의 인수공통감염병 사례가 발생하고, 270만 명이 사망한다.

대표적으로 '사스(SARS, Severe Acute Respiratory Syndrome)'라고 불리는 중증급성호흡기증후군이나 조류 인플루엔자, 탄저병 등이 인수공통감염병이다.

사스는 사향 고양이로부터 전파되었고, 한때 우리나라를 강타했던 메르스(MERS, Middle East Respiratory Syndrome)는 낙타로부터 전이됐다. 코로나19 역시 박쥐나 천산갑 같은 야생 동물을 통한 전파가 원인이었다.

근래에 인수공통감염병이 자주 등장하는 이유가 무엇일까? 야생 동물을 잡아먹는 기이한 식성도 전파에 한몫했지만, 가장 큰 원인은 환경 파괴와 이로 인한 야생 동물의 서식지 파괴다.

인간과 야생 동물의 접촉이 빈번해질수록 바이러스가 전파되어 새로운 질병이 탄생할 가능성이 크기 때문이다.

1995년에 개봉한 볼프강 페터젠 감독의 영화 〈아웃브레이크〉 역시 치사율 100%에 달하는 치명적인 바이러스가 등장한다. 아프리카 모타바강 근처에 알 수 없는 출혈성 질병이 창궐한다는 설정이다.

아프리카에 주둔하는 미군은 바이러스 전파를 막기 위해 민간인이 거주하는 마을에 핵폭탄을 떨어뜨리는 초강수를 둔다. 바이러스를 전파하는 인간은 사라졌지만, 살아남은 원숭이들 사이에서 모타바 바이러스가 전파된다.

이때 한 원숭이가 한국인 밀렵꾼에게 붙잡혀서 미국에 팔려가고, 검역소 직원이 원숭이를 몰래 빼돌리려다가 미국 전역에 바이러스가 퍼지게 되는 것이 주 내용이다.

영화에 등장하는 모타바 바이러스는 가상의 바이러스지만, 코로나19 바이러스와 비슷한 기원을 가진다. 코로나19 바이러스는 중국의 야생 동물 시장에서 식재료로 쓰기 위해 박쥐와 천산갑 같은 야생 동물을 잡아들이다가 발생했기 때문이다. 결국 인간의 욕심에 의해서 새로운 재앙이 발생한 셈이다.

#S3. ∥∥

바이러스가 퍼진 지 26일째, 무장한 군인들이 사람들에게 비상식량을 보급한다. 마을은 이미 통제력을 잃고 무법지대가 된 지 오래다.

바이러스의 치사율은 25~30%에 달했고, 많은 사람이 감염된 상황이다. 이미 미국 내 사망자만 250만 명에 달한 상황, 이대로라면 전 세계 인구 12명 중 1명은 감염될 것이다.

사람들은 마스크를 쓴 채 집 밖으로 나가지 않는다. 헬스장, 공항, 교회, 그리고 공공기관은 사람 하나 없는 폐건물로 변했다. 확진자가 줄어들 기미를 보이지 않자 주지사는 마을을 폐쇄한다. 마을을 건너는 다리는 무장한 군인들이 막고 있다.

"오늘 나눠줄 식량은 여기까지입니다. 집으로 돌아가세요."
"그게 무슨 소리야! 먹을 걸 내놔!"

비상식량이 다 떨어지자 이성을 잃고 흥분한 사람들이 트럭으로 달려들기 시작한다. 거리에는 쓰레기 더미가 가득하고,

영화관에 간 약사

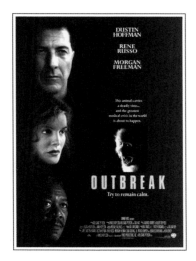

아웃브레이크(Outbreak)
1995

감독 : 볼프강 페터젠
출연 : 더스틴 호프만, 르네 루소, 모건
프리먼 외

사람들은 약탈을 일삼는다.

통제가 안 되자 주지사는 야간 통금령 시행을 발표한다. 한편
질병통제연구소장 미치 박사는 부하 직원과 바이러스에 대한
이야기를 나눈다.

"몇 명이나 죽을까요?"

"1918년에 스페인 독감으로 전체 인구의 1%가 죽었어. 이번 바
이러스도 새로운 종이지."

"미국 국민의 1%?"

"전 세계 인구의 1%야. 7천만 이상이 죽을 수도 있어."

"해결책은요?"

"그걸 알아내려고 미어스를 미네소타로 보낸 거야. 거기서 감염되었는데 간호사가 없어서 데려올 수가 없어."

"왜요?"

"파업했어."

"어떻게 그럴 수 있죠?"

"그들도 할 수 있는 게 없으니까. 멀쩡한 사람들이 안 아프길 바랄 뿐이지."

소리 없이 퍼지는 전염병

〈컨테이젼〉에 나오는 'MEV-1' 바이러스는 당연히 실제로 존재하지 않는다. 하지만 우리가 겪은 코로나19와 상당히 유사한 호흡기 질환의 특징을 보인다.

바이러스에 감염된 환자는 오한, 두통, 인후통, 기침, 피로, 몸살처럼 감기에 걸렸을 때와 유사한 증상을 보인다. 심하면 흉통, 산소 부족으로 입술과 얼굴이 푸르스름하게 변하고 정신을 잃거나 환각, 환청을 겪다가 끝내 사망한다.

여기서 코로나19와의 차이를 꼽는다면 MEV-1의 경우 뇌염과 뇌부종을 일으켜서 환자들의 눈이 뒤집히고, 몸을 떨며 발작을 일으키는 증상을 보인다는 거다.

이런 특징은 작중에서 MEV-1 바이러스의 무서움을 강조하는 역할을 한다. 코로나19는 폐를 중점적으로 공격해서 환자 대부분이 합병증으로 사망했다.

〈컨테이전〉에서 병의 전파력을 언급할 때 'R0 값'에 대한 이야기가 나온다. R0 값은 '기초감염재생산지수'를 말하는데, 전염병의 전염성 척도를 나타내는 중요한 수치다.

이는 환자 1명이 감염시킬 수 있는 환자 수를 말한다. 즉, R0 값이 클수록 같은 시간에 더 많은 환자가 병에 걸릴 수 있다.

참고로 겨울철에 유행하는 '인플루엔자' 바이러스는 R0 값이 2~3 정도다. 코로나19 바이러스는 적게는 2.2에서 많게는 5까지 올라갔다. 팬데믹 당시에 코로나19가 독감보다 빠른 속도로 전파될 수 있었던 이유다.

이보다 전파력이 높은 바이러스도 있다. 소아마비, 풍진, 백일해, 디프테리아 같은 경우 코로나19처럼 침과 물방울로 전파되는 '비말감염' 형식인데도 R0 값이 5~7까지 나타난다.

전파력이 이렇게나 큰데 해당 질병을 쉽게 볼 수 없는 이유는 백신이 개발되었기 때문이다. 여러분도 어릴 때 백신을 맞아서 걸리지 않았을 것이다.

그렇다면 R0 값이 가장 큰 질병이 무엇일까? 바로 '홍역'이다. '홍역을 치르다'라는 관용어가 있을 만큼 전파력이 강해서 R0 값이 12~18까지 나온다. 공기를 매개로 전파되기 때문에 전파력이 강하다.

다행히 홍역은 전파력은 높은 반면, 치사율은 낮아서 간단한 대증 치료로 나을 수 있다. 만약 코로나19 바이러스가 이정도 전파력을 가지고 있었다면 어땠을까? 상상만 해도 끔찍하지 않은가?

영화 속 MEV-1 바이러스의 사망률은 25~30%였다. 병에 걸린 4명 중 1명은 사망한다는 뜻이다. 반면 CDC에 따르면 코로나19의 치사율은 1.8~3.4%였다고 한다. 10%도 안 되는 사망률이지만 당시 많은 사람이 공포에 떨었다.

당시 상황을 떠올려보자. 뉴스는 코로나19로 인한 사망자와 감염자의 수를 알려주고 시작하는 게 일상이었다. 기상캐스터가 오늘 날씨를 알려주듯 감염 수치와 코로나19에 대해 얘기했다.

공포감이 커질수록 사람들은 코로나19의 치료법을 알려주길 원했고, 그에 응하듯 인터넷에서 수많은 가짜 뉴스가 팽배하기 시작했다.

#S4. ▪▪

앨런 크럼위드는 프리랜서 기자다. 그는 블로그에 개나리 액으로 MEV-1 바이러스를 치료할 수 있다며 글을 올린다.

발병 초창기부터 바이러스에 관심을 가졌던 그는 어느새 인기 블로거가 되었다. 그는 개나리 액을 먹는 영상을 올려 효과를 알린다.

"체온이 38.3℃로 아까보다 더 올라갔어요. 머리가 아프고 목은

영화관에 간 약사

완전히 잠겼죠."

그는 작은 병 하나를 들어 보인다. 그리고 스포이드로 물에 개나리 액 몇 방울을 떨어뜨려 마신다.

"증상이 나타날 때부터 개나리 액을 계속 먹었어요. 내일까지 살아있으면 효과가 있다는 뜻이겠죠. 지금까지 '진실의 약'의 앨런 크럼위드였습니다."

영상이 올라가자 그의 추종자들은 개나리 액을 사기 위해 약국으로 몰려든다. 약국 앞은 개나리 액을 사러 온 사람들로 인산인해를 이룬다.

"오늘은 50회분만 판매해요. 그 이상은 안 돼요."

그러자 사람들은 약국 창문을 깨고 들어가기 시작한다. 현장은 개나리 액을 구하기 위해 몰려든 사람들로 아수라장이다. 곧이어 각 주의 이동을 막고 통제할 거라는 이야기가 돌기 시작하자 사람들은 생필품을 구하기 위해 약탈을 시작한다. 마을의 치안은 엉망이 되었다.

앨런은 조잡한 방호복을 입은 채 쓰레기 더미가 가득한 길거리를 돌아다니며 자동차 와이퍼에 자신이 만든 팸플릿을 한 장씩 끼워 놓는다. 팸플릿에는 'CDC는 거짓말쟁이. MEV-1은 개나리로 치료된다.'라고 적혀있다.

어느새 그는 전염병을 예견한 예언자이자 선지자, 새로운 희망을 줄 수 있는 메시아, 그리고 한편으로는 대중을 이용하여 돈을 버는 사기꾼이 되었다.

덕분에 그는 뉴스에 출연할 정도의 인기를 얻는다. 질병통제센터장과의 대담회에서 미치 박사와 앨런이 만나게 된다.

"앨런 크럼위드 씨는 프리랜서 기자로서 일본인 사망자를 최초로 보도했죠. 앨런, 오늘 트위터로 CDC와 WHO가 친정부 성향 기업들의 배를 불려주려고 진실을 숨겼다고 주장하셨는데요?"

다른 화면으로 정장을 입은 앨런의 모습이 보인다. 그는 확신에 찬 목소리로 미치 박사를 비난하기 시작한다.

"개나리 액처럼 효과적인 치료제가 있는데 당신들이 알리고 있질 않잖아요."
"개나리 액의 효능을 실험하고 있지만 실제로 효과가 있다는 과학적 증거가 없어요."

영화관에 간 약사

"정부는 우리를 못 구해줘요. 국민 건강 운운하면서 거짓말하는 거예요."

시간이 흘러 백신이 발견되고, 앨런은 자신이 정보를 흘려주던 헤지 펀드 매니저와 만나 대화한다. 매니저는 그가 흘리는 정보로 돈을 벌고 있었다. 앨런이 매니저에게 말한다.

"닭을 몰살하면 다른 육류 수요가 폭증하듯 완벽하지 못한 면역 체계 덕분에 돈을 버는 사람이 나뿐만이 아니에요. 제약 회사들은 떼돈을 벌잖아요."
"개나리 액에 효능이 없다는 연구 결과가 나왔잖아."
"백신이 구세주라고 생각해요? 10년 후 자폐증, 기면증, 암과 같은 부작용이 생길지 어떻게 알아요? 1976년에 돼지 인플루엔자 백신을 맞고 많은 사람이 죽었어요. 우리 모두 오늘부터 실험용 쥐가 된 거죠. 두고 봐요. 부작용이 줄줄이 보고될 거예요."
"사람들은 자네를 믿어. 자네 말이라면……"
"맞아요. 내 블로그 방문객 모두 내 말이라면 전부 믿어요. 난 인기 상품 같은 사람이에요. 내가 말하면 사람들은 백신도 거부하고 개나리 액에 매달릴 테죠."

두려움을 먹고 자라는 가짜 뉴스

주드 로가 연기한 프리랜서 기자 앨런은 개나리 액을 마시면 바이러스를 치료할 수 있다고 주장한다. 사람들은 항상 자신의 문제에 명쾌한 해답을 줄 수 있는 이에게 열광한다.

그리고 앨런은 그런 욕망을 잘 자극했다. 문제는 개나리 액이 실제로는 효과가 없다는 점이었지만, 어쨌든 그는 헤지 펀드 매니저에게 정보를 흘려 많은 돈과 인기를 얻었다.

필자는 사람들이 개나리 액을 구하기 위해 약국에 줄을 서고 폭동을 일으키는 모습을 보고 가슴이 철렁했다. 코로나19가 더 심각하고 무서운 질병이었다면 똑같은 일을 겪지 않았을까 하는 생각이 들었다.

실제로 몇몇 약사들은 코로나19 바이러스가 유행하던 기간에 사람들이 몰리면서 위험한 상황을 경험하기도 했다. 대비책으로 호신용 물품을 구비하거나, 업무가 힘들어져서 그 스트레스로 정신과 치료를 받는 약사도 있었다.

코로나19 팬데믹 때 여러 가짜 뉴스로 많은 의료인과 정부가 골머리를 앓았다. '개 구충제가 폐암뿐만 아니라 코로나19도 치료한다'라는 말에 전국 각지에 개 구충제가 동이 나기도 했고, 외용 소독약인 포비돈 아이오딘을 마시면 낫는다는 이야기를 듣고 포비돈 아이오딘을 마셔서 응급실로 실려 간 환자도 있었다.

특정 회사의 제품이 효과있다는 말이 돌자 같은 성분의 약임에도 사람들은 무조건 그 약을 맹신했고, 품절된 약을 찾아서 온 동네를 헤맸다. 덕분에 어떤 회사는 무지막지한 이득을 얻었다.

당시 품절이었던 약 중에 '은교산'이라는 한방약도 있었다. 우연의 일치일까? 은교산의 주성분 중 하나는 개나리다. 개나리는 약성이 차고, 항염증 작용이 있어서 실제로 코로나19로 인한 인후통 증상에 많이 판매했던 약이다.

해외에서는 영화 속 장면처럼 코로나19 팬데믹으로 패닉에 빠진 사람들이 마트에 가서 생수, 음식, 휴지를 마구잡이로 사재기했다고 한다. 다행히 우리나라에서는 생필품 사재기 현상은 없었지만, 의약품 사재기 현상은 일어났다.

당시에 필자는 약국을 운영하면서도 어린이 해열제, 진통제, 감기약, 한방 의약품까지 감기 증상과 관련된 약이면 주문을 할 수 없을 정도로 구하기가 힘들었다. 그만큼 많은 사람이 의약품을 사재기하면서 고생을 많이 했다.

당시를 회상하면 안타깝기도 하고 답답하기도 하다. 사람들이 가짜 뉴스와 제약 회사의 마케팅에 선동되지 않고 좀 더 현명하게 대처했더라면 현장에서의 혼란도 줄일 수 있었을 텐데 말이다.

코로나19 관련 가짜 뉴스들은 2020년 1월 국내에서 첫 코로나 환자가 발생한 후부터 점차 늘어나기 시작했다.

당시 가짜 뉴스를 분석한 자료에 따르면 코로나19 관련 허위 정보는 의학적인 정보의 과장이나 축소, 정부 및 보건 당국에 대한 음모론, 특정 회사의 제품에 대한 광고가 주를 이뤘다.

이런 가짜 뉴스들이 판을 치면 가장 큰 문제는 무엇일까? 바로 정부에 대한 신뢰를 깨뜨려버린다는 데 있다. 지금도 '백신은 국민을 통제하려는 정부의 음모'라 하며 거부하는 사람들이 있다.

그러나 코로나19 백신은 효과가 객관적으로 입증되었으며, 발병률을 줄일 뿐만 아니라 발병 후의 중증도도 줄여주기에 꼭 접종받기를 권한다.

#S5.

CDC의 앨리 핵스톨 연구원은 백신 개발에 매진 중이다. 이제 시간이 없다. 더 많은 사람이 죽기 전에 백신을 개발해야 한다. 센터장이 전화로 앨리를 재촉하자 그녀가 대답한다.

"지금 당장 백신이 있다고 해도 임상 실험에 수 주는 걸려요. FDA 승인, 생산에 공급까지는 몇 개월 더 걸리고요. 접종 방법을 교육하는 사이에 더 많은 사람이 죽을 테죠."
"국토안보부가 백신을 불소처럼 수돗물에 타서 한꺼번에 치료하는 게 가능하냐고 묻더군."

그녀가 '그게 무슨 말도 안 되는 소리냐'라는 말 대신 한숨을 내쉰다.

영화관에 간 약사

"전 그만 퇴근할게요. 늦었어요. 메리 크리스마스."

하지만 앨리는 집에 가지 않고 몰래 한 가지 실험을 준비한다. 실험 대상은 다름 아닌 자기 자신이다.

그녀는 냉장고에서 '57번 백신'이라 적힌 병을 꺼낸다. 아직 임상 실험도 거치지 않아서 안전성을 보장할 수 없는 백신이다. 앨리는 백신을 자신의 허벅지에 주사한다. 그리고 바이러스에 감염된 채 병원에 있는 아버지를 찾아간다. 아버지는 자신을 찾아온 딸의 모습을 보고 놀라며 말한다.

"앨리, 마스크를 벗으면 안 돼."

"배리 마셜 박사를 아세요? 궤양의 원인이 박테리아라고 믿고 자기 자신한테 약을 주사해서 나았다고 아빠가 그랬죠? 저는 백신을 시험하는 거예요."

"이건 달라. 잘못하면 너도 감염돼. 너무 위험하다."

"남들이 다 떠나도 아빠는 병원에 남아 환자들을 돌봤어요. 그러다 이렇게 바이러스에 감염됐고요."

자신을 희생한 앨리에게 감동 받은 걸까? 놀랍게도 백신은 효과가 있다. 미국과 유럽의 식품의약국은 MEV-1 백신의 조기 승인에 합의한다. 덕분에 백신은 임상 실험 단계를 생략하고,

훨씬 더 빨리 공급될 수 있었다.

라디오에서 일반인 공급 시점은 90일 후라고 알린다. 바이러스가 발견된 지 131일째이자 사망자가 2,600만 명까지 나온 시기였다.

그러나 모두가 백신의 혜택을 보는 것은 아니다. 전 세계 사람들에게 백신이 충분히 공급되려면 1년 정도의 시간이 필요하다. 이제 누가 먼저 수혜를 보는지가 관건이다.

그래서 사람들은 백신을 일찍 받을 것 같은 사람의 집을 털기 시작한다. 정부와 관련된 사람들이 납치되고, 납치범들은 인질을 돌려받는 대가로 백신을 요구하기 시작한다.

백신을 빨리 만들 수 있었던 이유

특정 질병의 백신이 개발되고 상용화되는 데 일반적으로 얼마나 걸릴까? 최소 '10년'의 시간이 필요하다고 본다.

처음 보는 질병의 백신을 개발하는 것은 쉬운 일이 아니다. 해당 질병을 일으키는 바이러스나 세균을 검출하는 것부터가 난관이다. 어찌 바이러스나 세균을 찾아내면 이들을 제거할 수 있는 후보 물질들을 찾아내야 한다.

그다음 실제로 효과가 있는지 수많은 후보 물질을 하나하나 실험해야 한다. 동물 실험으로 안전성을 평가받은 후, 인체 실험을 하고, 이것을 또다시 상용화하기까지 오랜 시간이 걸린다.

그러나 〈컨테이전〉의 MEV-1 바이러스와 현실의 코로나19 바이러스의 백신은 우리의 예상과 달리 굉장히 빠른 시간 내에 세상에 나왔다. 그 이유는 무엇일까?

MEV-1 백신은 연구원인 앨리가 직접 백신 후보 물질을 투여함으로써 그 효능을 입증한 덕분에 곧바로 승인을 받았다.

그러나 현실에서 코로나19 백신이 빨리 개발될 수 있었던 데는 영화와 다른 2가지 이유가 있다. 하나는 'mRNA 백신 개발 기술'이고 또 하나는 '긴급사용승인제도'였다.

mRNA 백신 개발 기술은 코로나19 바이러스 백신 개발에 처음으로 사용되었다. 여태까지의 백신은 죽거나 약화된 바이러스를 직접 주입하면 우리 몸의 면역 세포가 이를 가지고 학습하여 면역력을 갖는 원리였다.

하지만 mRNA 백신은 바이러스가 인체를 무너뜨리기 위해 내보내는 일종의 지시서인 mRNA를 주입한다. 우리 몸은 mRNA를 탐지하여 면역력을 갖는다.

쉽게 설명하자면 기존 백신은 아무것도 모르는 학생에게 문제집 하나만 던져주고 알아서 공부하라고 하는 방식이었다면, mRNA 방식은 '무조건 이렇게 따라 하기만 하면 된다'라는 식으로 가르쳐서 면역력을 갖게 하는 방식이다.

mRNA 백신은 바이러스를 약하게 만드는 과정 없이 바이러스가 만드는 mRNA를 그대로 백신으로 만들면 되기 때문에 빨랐다.

또, 코로나19 백신의 경우 정부가 시간을 소요하는 임상 실험의 단계를 대폭 완화해주는 '긴급사용승인제도'를 시행했기 때문에 바이러스가 발생한 지 1년밖에 안 된 기간에 백신이 세상에 나왔다.

과거에는 흑사병, 인플루엔자, 소아마비, 콜레라 같은 전 세계적인 질병의 유행으로 많은 사상자가 발생했다. 하지만 인류는 이제 과거의 실패를 교훈 삼아 체계적인 대응 시스템을 발전시켜서 바이러스에 대항하는 능력을 갖추고 있다.

〈컨테이젼〉은 인류의 승리를 보여주는 뿌듯한 상황 속에서도 여전히 팬데믹 앞에 생기는 여러 문제의 원인은 결국 인간이 만든 게 아니냐는 질문을 던진다.

영화관에 간 약사

초판 1쇄 발행 2024년 4월 16일

지은이 | 송은호
펴낸곳 | 믹스커피
펴낸이 | 오운영
경영총괄 | 박종명
편집 | 김슬기 최윤정 김형욱 이광민
디자인 | 윤지예 이영재
마케팅 | 문준영 이지은 박미애
디지털콘텐츠 | 안태정
등록번호 | 제2018-000146호(2018년 1월 23일)
주소 | 04091 서울시 마포구 토정로 222 한국출판콘텐츠센터 319호(신수동)
전화 | (02)719-7735   팩스 | (02)719-7736
이메일 | onobooks2018@naver.com   블로그 | blog.naver.com/onobooks2018
값 | 18,000원
ISBN 979-11-7043-524-2 03510

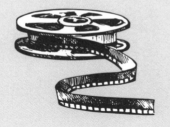